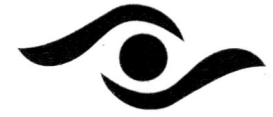

眼科类医疗服务价格项目立项指南映射手册

YANKE LEI YILIAO FUWU JIAGE XIANGMU
LIXIANG ZHINAN YINGSHE SHOUCE

李涛 魏誉民 林浩添 ◎ 主编

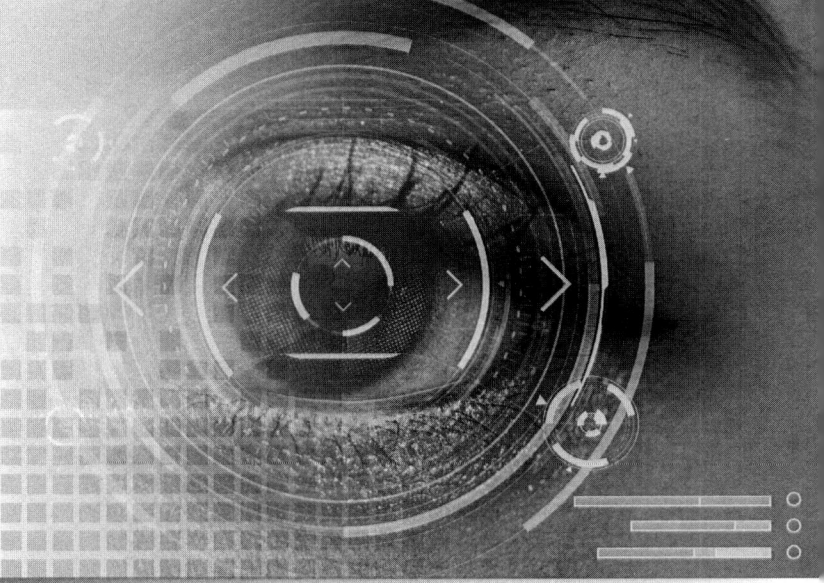

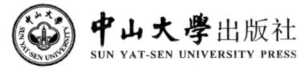

·广州·

版权所有　翻印必究

图书在版编目（CIP）数据

眼科类医疗服务价格项目立项指南映射手册 / 李涛，魏誉民，林浩添主编. -- 广州：中山大学出版社，2025.7. -- ISBN 978-7-306-08537-5

Ⅰ. R77-62

中国国家版本馆 CIP 数据核字第 2025CF8510 号

出　版　人：王天琪
策划编辑：鲁佳慧
责任编辑：黎海燕
封面设计：曾　斌
责任校对：麦颖晖
责任技编：靳晓虹
出版发行：中山大学出版社
电　　话：编辑部 020-84113349，84110776，84110283，84110779，84111996
　　　　　发行部 020-84111998，84111981，84111160
地　　址：广州市新港西路 135 号
邮　　编：510275　　　　　传　真：020-84036565
网　　址：http://www.zsup.com.cn　E-mail：zdcbs@mail.sysu.edu.cn
印　刷　者：广州小明数码印刷有限公司
规　　格：787 mm×1092 mm　1/16　6.75 印张　146 千字
版次印次：2025 年 7 月第 1 版　2025 年 7 月第 1 次印刷
定　　价：40.00 元

如发现本书因印装质量影响阅读，请与出版社发行部联系调换

本书编委会

主　编：李　涛　魏誉民　林浩添

副主编：杨扬帆　郭诗欣　刘　畅　陈睛晶

编　委（按姓氏拼音排序）：

陈荣新　陈子东　程　超　程　浩

丁小燕　顾建军　何丽莹　贺温玲

黄国富　黄晶晶　黄育强　蓝育青

梁轩伟　林　英　林子媚　凌士奇

刘良平　刘臻臻　卢　蓉　罗莉霞

马　进　庞燕华　邱　璇　苏淑清

孙立梅　万鹏霞　王柏文　杨莎莎

杨　晓　杨　瑶　于珊珊　余洪华

余新平　喻　娜　张洪洋　钟刘学颖

主编简介

李涛

中山大学中山眼科中心副主任（中山大学附属眼科医院副院长），眼病防治全国重点实验室首席研究员（Principal Investigator，PI），三级教授，二级主任医师，博士研究生导师。国家卫生健康委员会医疗应急工作专家组（眼科）成员，广东省医学会眼科学分会眼外伤学组组长，广东省医学会眼科学分会黄斑病学组副组长，广东省医师协会眼科医师分会青年副主任委员，海峡两岸医药卫生交流协会视网膜血管性疾病学组副组长。

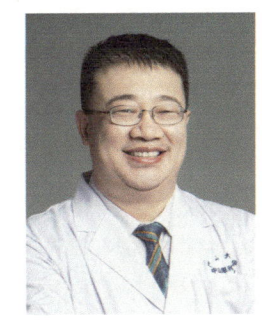

魏誉民

中山大学中山眼科中心医保物价科科长，中山大学社会医学与卫生事业管理专业硕士研究生。国家卫生健康委员会大型医院巡查专家库成员，广东省医院协会医院医疗保险管理专业委员会常务委员，广东省卫生经济学会医疗服务成本与价格专业委员会常务委员，广东省基层医药学会医院医疗保险管理专业委员会常务委员，广东省医疗行业协会医保管理分会常务委员。

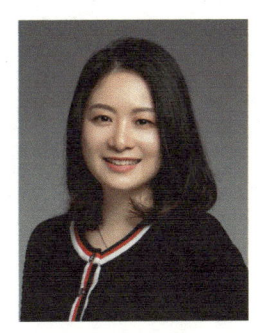

林浩添

中山大学中山眼科中心主任（中山大学附属眼科医院院长），眼病防治全国重点实验室主任，二级教授，一级主任医师，研究员，眼科学和生物医学工程双学科博士研究生导师。国家高层次人才，国家卫生健康突出贡献中青年专家，中国青年五四奖章获得者，国家重点研发计划项目首席科学家（项目以"优秀"等级结项），全国医疗器械可靠性与维修性标准化技术归口单位副组长，广东省医学会副会长兼医学人工智能分会首届主任委员。

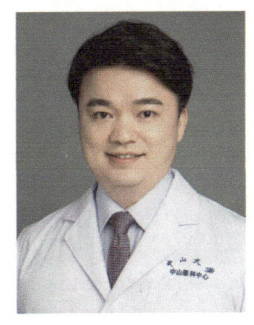

前　言

医疗服务价格是广大人民群众最关心、最直接、最现实的利益问题，也关系着公立医疗机构和医疗事业的高质量发展。按照党中央、国务院的决策部署，持续加大医疗服务价格领域的改革力度，既是推进医疗保障和医疗服务高质量协同发展的重要一环，也是深化医药卫生体制改革的必要举措。

为规范管理医疗服务价格项目体系，使医疗服务价格项目体系更好计价、更好执行、更好评价，更能适应临床诊疗和价格管理需要，国家医疗保障局按照"以服务产出为标准、医疗资源消耗为基础、技术劳务与物耗分开"的原则，梳理整合现行的眼科类医疗服务价格项目，在2025年年初正式印发《眼科类医疗服务价格项目立项指南（试行）》（以下简称《立项指南》）。《立项指南》参考《全国医疗服务项目技术规范（2023年版）》，将563项技术规范项目映射整合为125项。《立项指南》的发布是深化医疗服务价格改革的重要举措，直接影响医疗服务价格项目收费，与眼科诊疗项目的开展和创新技术的运用密切相关，意义深远。

《立项指南》的落地须与地方价格管理政策紧密衔接，从而实现《立项指南》目录与地方现行医疗服务价格项目目录的对应。《眼科类医疗服务价格项目立项指南映射手册》是这一衔接过程的重要工具，本手册以《广东省基本医疗服务价格项目目录（2021年版）》《广东省市场调节价医疗服务价格项目目录（2021年版）》等为蓝本，系统梳理《立项指南》与广东省医疗服务价格项目之间的映射关系，旨在为眼科诊疗服务收费提供操作指南和规范指引。

中山大学中山眼科中心是我国规模最大的公立眼科医院，也是国家卫生健康委员会委属（管）单位中的唯一一家眼科专科医院。为推动《立项指南》落地实施、促进医疗服务高质量发展，中山大学中山眼科中心率先将《立项指南》与眼科临床诊疗实践、地方价格管理政策深度融合，组织广东省资深临床专家代表、医保物价管理人员等精心编写本手册，以发挥示范引领作用。在编写过程中，中山大学中山眼科中心综合运用多维度的专业知识开展分析讨论，充分听取临床专家的专业意见，组织多场专题论证会议，力求在医学专业与价格政策之间找到最佳平衡点，建立科学、合理、可操作性强的医疗服务价格项目映射关系。

本手册的编写，旨在贯彻落实国家深化医疗服务价格改革相关政策要求，通过规范管理医疗服务价格项目，更简洁、清晰、直接地展示《立项指南》与现行医疗服务价格项目之间的映射关系，为眼科医务工作者提供统一的医疗服务价格管理指引，方便医务人员、专家学者、收费人员等了解医疗服务价格政策，有效指导临床收费工作。希望本手册成为各级医疗机构管理者及眼科相关专业医务工作者的实用参考工具，助力我国眼科医疗服务价格改革的深入推进与医疗服务质量的全面提升。在本手册的编写过程中，编者力求专业严谨，但受医疗技术的复杂性、政策理解角度的差异性等因素影响，部分内容难免存在不足，诚望读者、同仁不吝赐教，对书中不足之处予以批评指正，以便今后修订完善。

编　者
2025 年 4 月 22 日

目 录

◉ 《眼科类医疗服务价格项目立项指南（试行）》与广东省医疗服务价格项目目录的映射 / 01

 一、"视力检查费（普通）"映射 / 01

 二、"视力检查费（特殊）"映射 / 02

 三、"散瞳验光费"映射 / 03

 四、"显然验光费"映射 / 04

 五、"眼压检查费"映射 / 05

 六、"眼压检查费（青光眼激发）"映射 / 05

 七、"色觉检查费"映射 / 06

 八、"视野检查费"映射 / 06

 九、"泪液分泌功能测定费"映射 / 07

 十、"泪膜分析测定费"映射 / 07

 十一、"复视检查费"映射 / 08

 十二、"斜视度测定费"映射 / 08

 十三、"角膜地形图检查费"映射 / 09

 十四、"角膜曲率测量费"映射 / 09

 十五、"角膜/结膜取样费"映射 / 10

 十六、"眼活体细胞检查费"映射 / 10

 十七、"牵拉试验费"映射 / 11

 十八、"上睑下垂检查费"映射 / 11

 十九、"双眼视觉功能检查费"映射 / 12

 二十、"眼部照相费"映射 / 13

 二十一、"眼底镜检查费"映射 / 14

 二十二、"眼底血管造影费"映射 / 14

 二十三、"眼部电生理检查费"映射 / 15

 二十四、"眼球突出度测量费"映射 / 16

 二十五、"眼外肌功能检查费"映射 / 16

 二十六、"眼像差检查费"映射 / 17

 二十七、"眼轴测量费"映射 / 17

 二十八、"眼震电图费"映射 / 18

 二十九、"代偿头位测定费"映射 / 18

 三十、"房角镜检查费"映射 / 18

三十一、"裂隙灯检查费"映射 / 19

三十二、"眼部超声生物显微镜检查费"映射 / 19

三十三、"眼部相干光断层扫描费"映射 / 20

三十四、"注射费（结膜下）"映射 / 20

三十五、"注射费（球后/球旁）"映射 / 21

三十六、"睑板腺治疗费"映射 / 21

三十七、"结膜摩擦挤压费"映射 / 22

三十八、"泪道冲洗费"映射 / 22

三十九、"结膜囊冲洗费"映射 / 23

四十、"角膜/结膜异物取出费"映射 / 23

四十一、"电解倒睫费"映射 / 24

四十二、"眼内穿刺费"映射 / 24

四十三、"眼内能量精密治疗费"映射 / 25

四十四、"视功能训练费"映射 / 27

四十五、"义眼片安装费"映射 / 27

四十六、"人工泪管置管费"映射 / 28

四十七、"人工泪管取出费"映射 / 28

四十八、"泪小点封闭费"映射 / 28

四十九、"角膜/结膜拆线费"映射 / 29

五十、"晶状体摘除费"映射 / 29

五十一、"人工晶状体取出费"映射 / 30

五十二、"人工晶状体植入费（常规）"映射 / 31

五十三、"人工晶状体植入费（复杂）"映射 / 32

五十四、"人工晶状体调位费（常规）"映射 / 32

五十五、"人工晶状体调位费（复杂）"映射 / 33

五十六、"玻璃体切除费"映射 / 34

五十七、"玻璃体腔填充费"映射 / 35

五十八、"玻璃体腔填充物取出费"映射 / 35

五十九、"小梁切除费（常规）"映射 / 36

六十、"小梁切除费（复杂）"映射 / 36

六十一、"小梁切开费"映射 / 37

六十二、"非穿透小梁手术费"映射 / 37

六十三、"施莱姆氏管成形费"映射 / 38

六十四、"结膜滤过泡修补费"映射 / 38

六十五、"房水引流物植入费"映射 / 39

六十六、"房水引流物取出费"映射 / 39

六十七、"房水引流物调位费"映射 / 40

六十八、"视网膜脱离修复费（常规）"映射 / 40

六十九、"视网膜脱离修复费（复杂）"映射 / 41

七十、"视网膜部分切除费"映射 / 42

目 录

七十一、"视网膜组织移植费"映射 / 42

七十二、"睫状体脉络膜上腔穿刺费"映射 / 43

七十三、"脉络膜病损切除费"映射 / 43

七十四、"巩膜部分切除费"映射 / 44

七十五、"巩膜加压费"映射 / 44

七十六、"巩膜加压物取出费"映射 / 45

七十七、"巩膜移植费"映射 / 45

七十八、"虹膜修复费"映射 / 46

七十九、"虹膜切除费"映射 / 46

八十、"瞳孔成形费"映射 / 47

八十一、"睑成形费（常规）"映射 / 47

八十二、"睑成形费（复杂）"映射 / 48

八十三、"内外眦成形费"映射 / 49

八十四、"睑球粘连分离费"映射 / 49

八十五、"结膜囊成形费"映射 / 50

八十六、"眼睑裂伤缝合费（常规）"映射 / 51

八十七、"眼睑裂伤缝合费（复杂）"映射 / 51

八十八、"眼睑病变切除费"映射 / 52

八十九、"眼表重建费"映射 / 53

九十、"羊膜置入费"映射 / 54

九十一、"角膜层间冲洗费"映射 / 54

九十二、"浅层角膜损伤修复费"映射 / 55

九十三、"角膜部分切除费"映射 / 55

九十四、"角膜切削费"映射 / 56

九十五、"角膜基质透镜取出费"映射 / 56

九十六、"角膜磨镶费"映射 / 57

九十七、"自体角膜转位费"映射 / 57

九十八、"角膜加固费"映射 / 58

九十九、"角膜深层异物取出费"映射 / 58

一百、"睫状体断离复位费"映射 / 59

一百零一、"睫状体部分切除费"映射 / 59

一百零二、"眶壁修复费"映射 / 59

一百零三、"眶隔修复费"映射 / 60

一百零四、"眼内容物摘除费"映射 / 60

一百零五、"眼球摘除费"映射 / 61

一百零六、"眶内病变摘除费（常规）"映射 / 61

一百零七、"眶内病变摘除费（复杂）"映射 / 62

一百零八、"眼眶减压费"映射 / 62

一百零九、"眶内异物取出费"映射 / 63

一百一十、"球内异物取出费"映射 / 63

一百一十一、"眼窝填充费"映射 / 64

一百一十二、"眼窝再造费"映射 / 64

一百一十三、"泪道成形费"映射 / 65

一百一十四、"泪道病变切除费"映射 / 66

一百一十五、"泪腺脱垂复位费"映射 / 66

一百一十六、"眼球裂伤缝合费"映射 / 67

一百一十七、"眼外肌调整矫治费"映射 / 68

一百一十八、"义眼台修复费"映射 / 69

一百一十九、"眶内感染清创/引流费"映射 / 69

一百二十、"球结膜切开冲洗费"映射 / 70

一百二十一、"眼袋整形费"映射 / 70

一百二十二、"重睑成形费"映射 / 71

一百二十三、"眶距矫正费"映射 / 71

一百二十四、"隆眉弓手术费"映射 / 72

一百二十五、"眉矫正手术费"映射 / 72

◉ **附件一 《眼科类医疗服务价格项目立项指南（试行）》/ 73**

◉ **附件二 校勘说明 / 92**

《眼科类医疗服务价格项目立项指南（试行）》*与广东省医疗服务价格项目目录**的映射

一、"视力检查费（普通）"映射

《立项指南》	序号	项目名称	计价单位	服务产出	加收项	扩展项	计价说明
	1	视力检查费（普通）	次	通过远视力、近视力、光机能（包括光感及光定位）、伪盲检查等多种方式对视力进行检查	—	—	—

医疗服务价格项目	项目编码	项目名称	计价单位
	310300001	普通视力检查	次/双

* 《眼科类医疗服务价格项目立项指南（试行）》简称为《立项指南》。
** 广东省医疗服务价格项目目录简称为"医疗服务价格项目"，包括基本医疗服务价格项目、市场调节价医疗服务价格项目、新增医疗服务价格项目等。

二、"视力检查费（特殊）"映射

	序号	项目名称	计价单位	服务产出	加收项	扩展项	计价说明
《立项指南》	2	视力检查费（特殊）	次	通过各种特殊方式对视力进行检查	—	—	（1）"特殊方式"是指应用图形视力表、点视力表、条栅视力卡、视动性眼球震颤设备的方式进行视力检查。（2）阿姆斯勒(Amsler)表①检查按此项目收费

① 即阿姆斯勒方格表。

	项目编码	项目名称	计价单位
医疗服务价格项目	310300002	特殊视力检查	项
	310300003	选择性观看检查	次/双
	310300004	视网膜视力检查	次/只
	310300006	阿姆斯勒（Amsler）表检查	次/双
	310300021	对比敏感度检查	次/只
	310300022	暗适应测定	次/只
	310300023	明适应测定	次/双

三、"散瞳验光费"映射

《立项指南》	序号	项目名称	计价单位	服务产出	加收项	扩展项	计价说明
	3	散瞳验光费	次	通过散瞳、电脑、检影等不同方式测量眼睛的屈光状态	01 儿童加收	—	—

医疗服务价格项目	项目编码	项目名称	计价单位
	310300007	验光	项
	310300007-1	检影	项
	310300007-2	散瞳	项
	310300007-4	试镜	项
	310300010	主导眼检查	次/只

四、"显然验光费"映射

《立项指南》	序号	项目名称	计价单位	服务产出	加收项	扩展项	计价说明
	4	显然验光费	次	通过反复插试镜片,确定矫正视力度数	01 儿童加收	—	—

	项目编码	项目名称	计价单位
医疗服务价格项目	310300007	验光	项
	310300007-1	检影	项
	310300007-3	云雾试验	项
	310300007-4	试镜	项
	310300008	镜片检测	次/双
	310300009	隐形眼镜①配置	次
	310300010	主导眼检查	次/只

① 即角膜接触镜。

五、"眼压检查费"映射

	序号	项目名称	计价单位	服务产出	加收项	扩展项	计价说明
《立项指南》	5	眼压检查费	单侧	通过接触或非接触方式进行眼压测量	—	—	眼压日曲线描记按照眼压检查实际开展次数收费。地方医保部门根据日均开展次数设置日均费用封顶线

	项目编码	项目名称	计价单位
医疗服务价格项目	310300027-1	眼压检查 – Schiotz眼压计法	次/双
	310300027-2	眼压检查 – 非接触眼压计法或压平眼压计法	次/双
	310300028	眼压日曲线检查	次/双
	310300028-1	眼压日曲线检查 – Schiotz眼压计法	次/双
	310300029	眼压描记	次/双

六、"眼压检查费（青光眼激发）"映射

	序号	项目名称	计价单位	服务产出	加收项	扩展项	计价说明
《立项指南》	6	眼压检查费（青光眼激发）	次	指通过各种方式激发眼压升高后进行眼压测量	01 饮水试验	—	不得与眼压检查费同时收取

	项目编码	项目名称	计价单位
医疗服务价格项目	310300037	青光眼诱导试验	次/双

七、"色觉检查费"映射

《立项指南》	序号	项目名称	计价单位	服务产出	加收项	扩展项	计价说明
	7	色觉检查费	次	通过不同方式检查色弱、色盲情况	—	—	—

医疗服务价格项目	项目编码	项目名称	计价单位
	310300020-1	色觉检查 – 普通图谱法	次 / 双
	310300020-2	色觉检查 – FM-100 hue 测试盒法 ①	次 / 只
	310300020-3	色觉检查 – 色觉仪法	次 / 只

① 即 FM-100 色彩试验（FM-100 hue test）。

八、"视野检查费"映射

《立项指南》	序号	项目名称	计价单位	服务产出	加收项	扩展项	计价说明
	8	视野检查费	单侧	通过各种方式对视野进行评估	—	—	—

医疗服务价格项目	项目编码	项目名称	计价单位
	310300005	视野检查	次 / 只

九、"泪液分泌功能测定费"映射

《立项指南》	序号	项目名称	计价单位	服务产出	加收项	扩展项	计价说明
	9	泪液分泌功能测定费	单侧	通过各种方式对泪液分泌功能进行测定	—	—	—

医疗服务价格项目	项目编码	项目名称	计价单位
	310300035	泪液分泌功能测定	次/只

十、"泪膜分析测定费"映射

《立项指南》	序号	项目名称	计价单位	服务产出	加收项	扩展项	计价说明
	10	泪膜分析测定费	单侧	通过各种方式对泪膜进行分析测定	—	—	—

医疗服务价格项目	项目编码	项目名称	计价单位
	310300034	泪膜破裂时间测定	次/只

十一、"复视检查费"映射

《立项指南》	序号	项目名称	计价单位	服务产出	加收项	扩展项	计价说明
	11	复视检查费	次	通过各种方式对复视情况进行检查	01 儿童加收	—	—

医疗服务价格项目	项目编码	项目名称	计价单位
	310300012	复视检查	次
	310300015	线状镜检查	次/只
	310300016	黑氏（Hess）屏检查	次/双

十二、"斜视度测定费"映射

《立项指南》	序号	项目名称	计价单位	服务产出	加收项	扩展项	计价说明
	12	斜视度测定费	次	通过各种方式测定斜视度数	01 儿童加收	—	—

医疗服务价格项目	项目编码	项目名称	计价单位
	310300013	斜视度测定	次/双
	310300013-1	视野弧查斜视角	次/双
	310300014	三棱镜检查	次/双
	310300024	正切尺检查	次/双
	310300072	马氏（Maddox）杆试验	次/双

十三、"角膜地形图检查费"映射

《立项指南》	序号	项目名称	计价单位	服务产出	加收项	扩展项	计价说明
	13	角膜地形图检查费	单侧	通过各种方式或设备检测角膜形态	—	—	—

医疗服务价格项目	项目编码	项目名称	计价单位
	310300040	角膜地形图检查	次/只
	310300042	角膜厚度检查	次/只

十四、"角膜曲率测量费"映射

《立项指南》	序号	项目名称	计价单位	服务产出	加收项	扩展项	计价说明
	14	角膜曲率测量费	单侧	通过各种方式或设备测量角膜曲率	—	—	—

医疗服务价格项目	项目编码	项目名称	计价单位
	310300039	角膜曲率测量	次/双

十五、"角膜/结膜取样费"映射

《立项指南》	序号	项目名称	计价单位	服务产出	加收项	扩展项	计价说明
	15	角膜/结膜取样费	单侧	通过各种方式获取角膜、结膜标本	—	—	角膜、结膜分别获取标本可分别计价

医疗服务价格项目	项目编码	项目名称	计价单位
	310300071	结膜印痕细胞检查	次
	310300076	角膜刮片检查	次/只
	310300077	结膜囊取材检查	次/只

十六、"眼活体细胞检查费"映射

《立项指南》	序号	项目名称	计价单位	服务产出	加收项	扩展项	计价说明
	16	眼活体细胞检查费	单侧	通过各种设备观察眼部细胞	—	—	—

医疗服务价格项目	项目编码	项目名称	计价单位	编者备注
	310300041	角膜内皮镜检查	次/只	—
	310300041-1	角膜内皮镜检查加收（录像记录）	次	—
	310300075	眼活体组织检查	次	—
	310300075-1	眼活体组织检查加收（超过一个标本）	每个标本	—
	310300115S	睑缘螨虫检查	次/只	检测睑缘活体螨虫数量
	310300109S	角膜共焦检查①	次/只	检查角膜活体细胞
	310300043	角膜知觉检查	次/只	检测角膜神经细胞功能

①即角膜共焦显微镜检查。

十七、"牵拉试验费"映射

《立项指南》	序号	项目名称	计价单位	服务产出	加收项	扩展项	计价说明
	17	牵拉试验费	单侧	通过牵拉角膜缘外结膜,判断眼球运动、主动肌收缩力量和复视情况	01 儿童加收	—	—

医疗服务价格项目	项目编码	项目名称	计价单位
	310300018	牵拉试验	次/只

十八、"上睑下垂检查费"映射

《立项指南》	序号	项目名称	计价单位	服务产出	加收项	扩展项	计价说明
	18	上睑下垂检查费	单侧	通过各种方式判断上睑下垂情况	—	—	—

医疗服务价格项目	项目编码	项目名称	计价单位
	310300033	上睑下垂检查	次/只

十九、"双眼视觉功能检查费"映射

《立项指南》	序号	项目名称	计价单位	服务产出	加收项	扩展项	计价说明
	19	双眼视觉功能检查费	次	通过人工或设备，评估聚散功能、调节功能和立体视觉	01 儿童加收	—	—

医疗服务价格项目	项目编码	项目名称	计价单位
	310300017	调节/集合测定	次/双
	310300019	双眼视觉检查	次/双
	310300062	临界融合频率检查	次

二十、"眼部照相费"映射

	序号	项目名称	计价单位	服务产出	加收项	扩展项	计价说明
《立项指南》	20	眼部照相费	单侧	通过照相机对眼部外观、眼位、眼球运动、眼内结构进行照相	01 婴幼儿视网膜病变检查	01 视盘立体照相 02 眼底自发荧光检查	（1）睑板腺、眼前节、眼底可分别计价。 （2）婴幼儿指0—3周岁

	项目编码	项目名称	计价单位	编者备注
医疗服务价格项目	310300031	青光眼视网膜神经纤维层计算机图像分析	次/双	—
	310300051	眼位照相	次/双	
	310300052	眼前段照相	次	—
	310300057	扫描激光眼底检查①（SLO②）	次/只	
	310300053	眼底照相	次/只	
	310300053-1	眼底照相加收（超过一个方位）	每方位	—
	310300059	海德堡视网膜厚度检查③（HRT④）	次/只	通过HRT对眼内结构（眼底视神经）进行照相检查
	310300055	裂隙灯下眼底视神经立体照相	次/只	—
	310300110S	幼儿数码折射摄影系统检查	次	《立项指南》中该项目是"眼部照相费"的加收项
	310300111S	婴幼儿眼底摄像	次/只	
	310300121N	眼底自发荧光检查	次/只	《立项指南》中该项目是"眼部照相费"的扩展项

① 即激光扫描检眼镜检查。
② SLO：scanning laser ophthalmoscope。
③ 即海德堡视网膜断层扫描仪检查。
④ HRT：Heidelberg retina tomography。

二十一、"眼底镜检查费"映射

《立项指南》	序号	项目名称	计价单位	服务产出	加收项	扩展项	计价说明
	21	眼底镜检查费	单侧	通过眼底镜观察眼底结构	—	—	—

医疗服务价格项目	项目编码	项目名称	计价单位	编者备注
	310300025	注视性质检查	次/双	注视性质检查常使用眼底镜检查法，通过眼底镜观察，对注视情况进行定性、定量评估
	310300044	巩膜透照检查	次/只	—
	310300049	裂隙灯下眼底检查	次/只	—
	310300058	视网膜裂孔定位检查	次/只	—
	310300056-1	眼底检查–直接眼底镜法	次/只	—
	310300056-2	眼底检查–间接眼底镜法	次/只	—

二十二、"眼底血管造影费"映射

《立项指南》	序号	项目名称	计价单位	服务产出	加收项	扩展项	计价说明
	22	眼底血管造影费	次	通过设备获得造影后的眼底血管图像	—	01脉络膜血管造影费	—

医疗服务价格项目	项目编码	项目名称	计价单位	编者备注
	310300054-1	眼底荧光血管造影（FFA[①]）	次/只	—
	310300054-2	眼底靛青绿血管造影[②]（ICGA[③]）	次/只	《立项指南》中该项目是"眼底血管造影费"的扩展项

[①] FFA：fundus fluorescein angiography。
[②] 即眼底吲哚菁绿血管造影。
[③] ICGA：indocyanine green angiography。

二十三、"眼部电生理检查费"映射

	序号	项目名称	计价单位	服务产出	加收项	扩展项	计价说明
《立项指南》	23	眼部电生理检查费	单侧	通过电生理设备检查视网膜和视神经功能	—	—	（1）图形视网膜电流图（P-ERG①）、多焦视网膜电图（mf-ERG②）、闪光视网膜电流图（F-ERG③）、眼电图（EOG④）、诱发电位⑤（VEP⑥）分别计价。（2）单侧检查收费最多不超过3次

① P-ERG：pattern electroretinogram。
② mf-ERG：multifocal electroretinogram。
③ F-ERG：flash electroretinogram。
④ EOG：electrooculogram。
⑤ 即视诱发电位。
⑥ VEP：visual evoked potential。

	项目编码	项目名称	计价单位
医疗服务价格项目	310300065	视网膜电流图（ERG①）	次/只
	310300067	眼电图（EOG）	次/只
	310300068	视诱发电位（VEP）	次/只

① ERG：electroretinogram。

二十四、"眼球突出度测量费"映射

《立项指南》	序号	项目名称	计价单位	服务产出	加收项	扩展项	计价说明
	24	眼球突出度测量费	次	通过各种方式测量眼球突出度	—	—	—

医疗服务价格项目	项目编码	项目名称	计价单位
	310300030	眼球突出度测量	次/双

二十五、"眼外肌功能检查费"映射

《立项指南》	序号	项目名称	计价单位	服务产出	加收项	扩展项	计价说明
	25	眼外肌功能检查费	次	通过分析眼球运动轨迹，评估眼外肌功能	01 儿童加收	—	—

医疗服务价格项目	项目编码	项目名称	计价单位	编者备注
	310300069	眼外肌功能检查	次/双	—
	310300070	眼肌力检查	次	—
	310300019-1	固视野检查	次/双	检查目的为判断眼球运动是否到位

二十六、"眼像差检查费"映射

《立项指南》	序号	项目名称	计价单位	服务产出	加收项	扩展项	计价说明
	26	眼像差检查费	单侧	应用各种检查仪器分析视觉质量	—	—	—

医疗服务价格项目	项目编码	项目名称	计价单位
	310300026-1	眼像差检查–手工法	次/只
	310300026-2	眼像差检查–仪器法	次/只

二十七、"眼轴测量费"映射

《立项指南》	序号	项目名称	计价单位	服务产出	加收项	扩展项	计价说明
	27	眼轴测量费	单侧	应用各种检查仪器测定眼轴	—	—	—

医疗服务价格项目	项目编码	项目名称	计价单位
	310300045	人工晶体① 度数测量	次/双
	310300046	前房深度测量	次/只

① 晶体即晶状体。

二十八、"眼震电图费"映射

《立项指南》	序号	项目名称	计价单位	服务产出	加收项	扩展项	计价说明
	28	眼震电图费	次	通过各种方式评估眼球运动功能和平衡机制	—	—	—

医疗服务价格项目	项目编码	项目名称	计价单位
	310401021	眼震电图	次

二十九、"代偿头位测定费"映射

《立项指南》	序号	项目名称	计价单位	服务产出	加收项	扩展项	计价说明
	29	代偿头位测定费	次	通过各种方式检查头部偏斜情况	01 儿童加收	—	—

医疗服务价格项目	项目编码	项目名称	计价单位
	310300011	代偿头位测定	次/双

三十、"房角镜检查费"映射

《立项指南》	序号	项目名称	计价单位	服务产出	加收项	扩展项	计价说明
	30	房角镜检查费	单侧	利用房角镜进行各类检查	—	—	—

医疗服务价格项目	项目编码	项目名称	计价单位
	310300050	裂隙灯下房角镜检查	次/只

三十一、"裂隙灯检查费"映射

《立项指南》	序号	项目名称	计价单位	服务产出	加收项	扩展项	计价说明
	31	裂隙灯检查费	次	通过应用裂隙灯显微镜进行各类检查	—	—	—

医疗服务价格项目	项目编码	项目名称	计价单位
	310300048	裂隙灯检查	次/双
	310300038	角膜荧光素染色检查	次/双

三十二、"眼部超声生物显微镜检查费"映射

《立项指南》	序号	项目名称	计价单位	服务产出	加收项	扩展项	计价说明
	32	眼部超声生物显微镜检查费	单侧	利用超声生物显微镜（UBM[①]）检查眼内结构	—	—	—

[①] UBM：ultrasound biomicroscopy。

医疗服务价格项目	项目编码	项目名称	计价单位
	310300063	超声生物显微镜检查（UBM）	次/只

三十三、"眼部相干光断层扫描费"映射

《立项指南》	序号	项目名称	计价单位	服务产出	加收项	扩展项	计价说明
	33	眼部相干光断层扫描费	单侧	通过相干光断层扫描设备对眼部进行扫描，辅助进行眼部疾病的鉴别和诊断	—	—	眼底、眼前节、眼底血管可分别计价

医疗服务价格项目	项目编码	项目名称	计价单位	编者备注
	310300064	光学相干断层成像①（OCT②）	次/只	—
	310300064-1	光学相干断层扫描眼内血流成像	次/只	—
	310300066	视网膜地形图	次/只	视网膜地形图是利用OCT技术测量视网膜不同部位的厚度、高度等参数，对视网膜的形态结构进行高分辨率成像

① 即相干光断层扫描，又称光学相干断层扫描。
② OCT：optical coherence tomography。

三十四、"注射费（结膜下）"映射

《立项指南》	序号	项目名称	计价单位	服务产出	加收项	扩展项	计价说明
	34	注射费（结膜下）	单侧	通过对结膜下注射药物，达到治疗目的	01 儿童加收	—	不与眼内穿刺费同时收取

医疗服务价格项目	项目编码	项目名称	计价单位
	310300094	球结膜下注射	次/只

三十五、"注射费(球后/球旁)"映射

	序号	项目名称	计价单位	服务产出	加收项	扩展项	计价说明
《立项指南》	35	注射费(球后/球旁)	单侧	通过对球后、球旁注射药物,达到治疗目的	01儿童加收	—	不与眼内穿刺费同时收取

	项目编码	项目名称	计价单位
医疗服务价格项目	310300095	球后注射	次/只
	310300095-1	球周半球后注射	次/只
	310300095-2	球旁注射	次/只

三十六、"睑板腺治疗费"映射

	序号	项目名称	计价单位	服务产出	加收项	扩展项	计价说明
《立项指南》	36	睑板腺治疗费	单睑	通过按摩睑板腺,缓解睑板腺功能障碍	—	—	—

	项目编码	项目名称	计价单位
医疗服务价格项目	310300087	睑板腺按摩	只
	310300117S	眼睑缘治疗	次/只
	310300118N	睑板腺热脉动治疗	只
	330403006-1	麦粒肿切除术	次
	330403006-1/1	麦粒肿切开术	次

三十七、"结膜摩擦挤压费"映射

《立项指南》	序号	项目名称	计价单位	服务产出	加收项	扩展项	计价说明
	37	结膜摩擦挤压费	单侧	通过摩擦、挤压结膜，治疗结膜炎	—	—	—

医疗服务价格项目	项目编码	项目名称	计价单位
	310300092	沙眼摩擦压挤术	次/只

三十八、"泪道冲洗费"映射

《立项指南》	序号	项目名称	计价单位	服务产出	加收项	扩展项	计价说明
	38	泪道冲洗费	单侧	通过冲洗泪道进行疏通	01 儿童加收 11 泪管扩张	—	—

医疗服务价格项目	项目编码	项目名称	计价单位	编者备注
	310300036	泪道冲洗	次/只	—
	310300105	泪小点扩张	次/只	《立项指南》中该项目是"泪道冲洗费"的加收项
	310300106	泪道探通术	次/只	
	310300106-1	泪道激光探通术	次/只	

三十九、"结膜囊冲洗费"映射

《立项指南》	序号	项目名称	计价单位	服务产出	加收项	扩展项	计价说明
	39	结膜囊冲洗费	单侧	通过冲洗结膜囊进行清洁	01儿童加收	—	—

医疗服务价格项目	项目编码	项目名称	计价单位
	310300088	冲洗结膜囊	次/只
	310300089	睑结膜伪膜去除冲洗	次
	310300089-2	睑结膜化学伤冲洗	次
	310300089-1	淋病结膜囊冲洗	次

四十、"角膜/结膜异物取出费"映射

《立项指南》	序号	项目名称	计价单位	服务产出	加收项	扩展项	计价说明
	40	角膜/结膜异物取出费	单睑	通过各种方式剔除或拔除角膜异物、结膜结石等异物	01儿童加收	01倒睫拔除费	—

医疗服务价格项目	项目编码	项目名称	计价单位	编者备注
	310300091	取结膜结石	次/只	—
	310300102	角膜异物剔除术	次	—
	310300102-1	结膜异物剔除术	次	—
	310300085-1	拔倒睫	次/只	《立项指南》中该项目是"角膜/结膜异物取出费"的扩展项

四十一、"电解倒睫费"映射

《立项指南》	序号	项目名称	计价单位	服务产出	加收项	扩展项	计价说明
	41	电解倒睫费	单侧	通过电解方式拔除倒睫	—	—	—

医疗服务价格项目	项目编码	项目名称	计价单位	编者备注
	310300085	电解倒睫	次/只	—
	330401014	双行睫矫正术	单侧	属于异常睫毛的治疗，电解方式是其中一种治疗方式

四十二、"眼内穿刺费"映射

《立项指南》	序号	项目名称	计价单位	服务产出	加收项	扩展项	计价说明
	42	眼内穿刺费	单侧	通过穿刺眼内进行抽吸、引流、冲洗或注射等	01 儿童加收	—	（1）眼内包括但不限于前房、玻璃体等部位。（2）不与注射费（结膜下）、注射费（球后/球旁）同时收取

医疗服务价格项目	项目编码	项目名称	计价单位
	310300100	前房穿刺术	次
	310300101	前房注气术	次
	330407001	玻璃体穿刺术	次
	310300100-1	前房冲洗术	次
	330405011-2	前房积血清除术	次
	330405011-2/1	前房积血清除术使用特殊仪器加收（前房角镜等）	次

四十三、"眼内能量精密治疗费"映射

《立项指南》	序号	项目名称	计价单位	服务产出	加收项	扩展项	计价说明
	43	眼内能量精密治疗费	单侧	通过各种能量设备消融或治疗眼球内病变	—	—	—

医疗服务价格项目	项目编码	项目名称	计价单位
	310300080	视网膜激光光凝术	次/只
	310300081	激光治疗眼前节病	次/只
	310300081-1	激光治疗青光眼	次/只
	310300081-2	激光晶状体囊膜切开	次/只
	310300081-3	激光虹膜囊肿切除	次/只
	310300084	低功率氦-氖激光治疗	次/只
	310300084-1	温热激光治疗	次/只
	310300086	光动力疗法（PDT①）	次/只
	310300090-1	晶体囊激光截开术②	次
	310300104	眼部冷冻治疗	次
	330407013	内眼病冷凝术	次
	310300104-3	青光眼冷冻治疗	次
	310300122N	玻璃体激光消融术	只
	330405010-1	睫状体光凝法治疗	单侧
	330405010-2	睫状体冷凝法治疗	单侧
	330405010-3	睫状体透热法治疗	单侧
	330405024S	高强度聚焦超声睫状体成形术	次/只

续表

	项目编码	项目名称	计价单位
医疗服务价格项目	330407015S	早产儿视网膜病变光凝术	次/只
	330407016S	早产儿视网膜病变冷凝术	次/只
	330409030S	视网膜母细胞瘤冷凝术	次/只
	310300082	铒激光眼科手术	次
	310300082-1	铒激光白内障手术	次
	310300082-2	铒激光晶体囊膜切开手术	次
	310300082-3	铒激光晶体摘除手术	次

① PDT：photodynamic therapy。
② 即激光晶状体囊切开术。

四十四、"视功能训练费"映射

《立项指南》	序号	项目名称	计价单位	服务产出	加收项	扩展项	计价说明
	44	视功能训练费	次	通过各种方式对弱视等视功能障碍进行训练	—	—	"次"按半小时为基础计价，每增加10分钟加收。地方医保部门可根据平均训练时间设置每日费用封顶线

医疗服务价格项目	项目编码	项目名称	计价单位	编者备注
	310300098	协调器治疗	次/双	—
	310300099	后像治疗	次/只	—
	310300107	双眼单视功能训练	次/双	—
	310300108	弱视训练	次/只	—
	310300032	低视力助视器试验	次/只	通过助视器对视功能障碍训练

四十五、"义眼片安装费"映射

《立项指南》	序号	项目名称	计价单位	服务产出	加收项	扩展项	计价说明
	45	义眼片安装费	单侧	将义眼片、义眼放置于患者眼窝	—	—	—

医疗服务价格项目	项目编码	项目名称	计价单位
	330409010	义眼安装	次

四十六、"人工泪管置管费"映射

《立项指南》	序号	项目名称	计价单位	服务产出	加收项	扩展项	计价说明
	46	人工泪管置管费	单侧	通过放置人工泪管，疏通泪道	01儿童加收	—	—

医疗服务价格项目	项目编码	项目名称	计价单位
	330402012S	泪道置管（支架置入）术	次/只

四十七、"人工泪管取出费"映射

《立项指南》	序号	项目名称	计价单位	服务产出	加收项	扩展项	计价说明
	47	人工泪管取出费	单侧	通过引导取出放置的人工泪管	—	—	—

医疗服务价格项目	项目编码	项目名称	计价单位	编者备注
	无	无	无	"人工泪管取出费"为《立项指南》新增项目，无映射

四十八、"泪小点封闭费"映射

《立项指南》	序号	项目名称	计价单位	服务产出	加收项	扩展项	计价说明
	48	泪小点封闭费	单侧	通过各种方式封闭泪小点或泪小管	—	—	—

医疗服务价格项目	项目编码	项目名称	计价单位
	330402010	泪小管填塞术	单眼
	330402010-1	泪小管封闭术	单眼

四十九、"角膜/结膜拆线费"映射

《立项指南》	序号	项目名称	计价单位	服务产出	加收项	扩展项	计价说明
	49	角膜/结膜拆线费	单侧	通过各种方式拆除角膜/结膜缝线	01 儿童加收	—	—

医疗服务价格项目	项目编码	项目名称	计价单位
	330404004	角膜拆线	次

五十、"晶状体摘除费"映射

《立项指南》	序号	项目名称	计价单位	服务产出	加收项	扩展项	计价说明
	50	晶状体摘除费	单侧	通过超声乳化、娩核、晶状体切除或粉碎等各种方式完成病变晶状体摘除	01 儿童加收	—	—

医疗服务价格项目	项目编码	项目名称	计价单位
	310300090	晶体囊截开术①	次
	330406001	白内障截囊吸取术	次
	330406002	白内障囊膜切除术	次
	330406003	白内障囊内摘除术	次
	330406004	白内障囊外摘除术	次
	330406005	白内障超声乳化摘除术	次
	330406006	白内障囊外摘除+人工晶体植入术	次
	330406010	白内障超声乳化摘除术+人工晶体植入术	次
	330406013	白内障青光眼联合手术	次

续表

医疗服务价格项目	项目编码	项目名称	计价单位
	330406014	白内障摘除联合青光眼硅管植入术	次
	330406015	白内障囊外摘除联合青光眼人工晶体植入术	次
	330406017	白内障摘除联合玻璃体切割术	次
	330406018	球内异物取出术联合晶体玻璃体切除及人工晶体植入术（四联术）	次
	330406019	非正常晶体手术	次
	310300082	铒激光眼科手术	次
	310300082-1	铒激光白内障手术	次
	310300082-2	铒激光晶体囊膜切开手术	次
	310300082-3	铒激光晶体摘除手术	次
	330406022S	晶体咬切术	次/只

① 即晶状体囊切开术。

五十一、"人工晶状体取出费"映射

《立项指南》	序号	项目名称	计价单位	服务产出	加收项	扩展项	计价说明
	51	人工晶状体取出费	单侧	通过手术方式取出人工晶状体	01 儿童加收	—	—

医疗服务价格项目	项目编码	项目名称	计价单位
	330406012	人工晶体取出术	次
	330406008	人工晶体置换术	次

五十二、"人工晶状体植入费（常规）"映射

《立项指南》	序号	项目名称	计价单位	服务产出	加收项	扩展项	计价说明
	52	人工晶状体植入费（常规）	单侧	通过手术方式完成人工晶状体植入	01儿童加收	—	—

医疗服务价格项目	项目编码	项目名称	计价单位
	330406006	白内障囊外摘除＋人工晶体植入术	次
	330406008	人工晶体置换术	次
	330406009	二期人工晶体植入术	次
	330406010	白内障超声乳化摘除术＋人工晶体植入术	次
	330406015	白内障囊外摘除联合青光眼人工晶体植入术	次
	330406018	球内异物取出术联合晶体玻璃体切除及人工晶体植入术（四联术）	次

五十三、"人工晶状体植入费（复杂）"映射

《立项指南》	序号	项目名称	计价单位	服务产出	加收项	扩展项	计价说明
	53	人工晶状体植入费（复杂）	单侧	通过手术方式完成复杂情况下的人工晶状体植入	01 儿童加收	—	复杂情况指植入有晶状体眼、人工晶体悬吊、张力环置入等情况

医疗服务价格项目	项目编码	项目名称	计价单位
	330406011	人工晶体睫状沟固定术	次
	330406020	晶体张力环置入术	单侧
	330406021	人工晶体悬吊术	次
	330406023S	有晶体眼人工晶体植入术	次/只
	330406008	人工晶体置换术	次
	330406009	二期人工晶体植入术	次
	330406010	白内障超声乳化摘除术+人工晶体植入术	次

五十四、"人工晶状体调位费（常规）"映射

《立项指南》	序号	项目名称	计价单位	服务产出	加收项	扩展项	计价说明
	54	人工晶状体调位费（常规）	单侧	通过手术方式调整已植入的人工晶状体位置	01 儿童加收	—	—

医疗服务价格项目	项目编码	项目名称	计价单位
	330406007	人工晶体复位术	次

五十五、"人工晶状体调位费(复杂)"映射

《立项指南》	序号	项目名称	计价单位	服务产出	加收项	扩展项	计价说明
	55	人工晶状体调位费（复杂）	单侧	通过手术方式从玻璃体腔取出人工晶状体并完成复位	01 儿童加收	—	—

医疗服务价格项目	项目编码	项目名称	计价单位
	330406021	人工晶体悬吊术	次
	330406011	人工晶体睫状沟固定术	次
	330407002	玻璃体切除术	次

五十六、"玻璃体切除费"映射

《立项指南》	序号	项目名称	计价单位	服务产出	加收项	扩展项	计价说明
	56	玻璃体切除费	单侧	通过各种手术方式切除玻璃体	01 儿童加收	—	—

医疗服务价格项目	项目编码	项目名称	计价单位	编者备注
	330407002	玻璃体切除术	次	—
	330407006	黄斑裂孔注气术	次	部分不伴有视网膜脱离的患者，如单纯黄斑部病变（黄斑裂孔、黄斑前膜等）患者、各种原因引起玻璃体积血的患者，以及增殖性糖尿病视网膜病变引起玻璃体积血但没有发生视网膜脱离的患者等，需要进行玻璃体切除后，再进行增殖膜剥除、黄斑前膜剥除、内界膜剥除、视网膜激光、气液交换等操作
	330407007	黄斑裂孔封闭术	次	
	330407008	黄斑前膜①术	次	
	330407005	玻璃体视网膜病变手术	次	
	330407005-1	玻璃体视网膜病变手术-激光法加收	次	
	330407005-2	玻璃体视网膜病变手术-冷凝法加收	次	
	330407005-3	玻璃体视网膜病变手术-电凝法加收	次	
	330407005-4	膜增殖、视网膜下膜取出术加收	次	
	330407005-7	玻璃体气液交换术加收	次	
	330407005-8	前膜剥离术加收	次	
	330407005-9	内界膜剥离术加收	次	

① 即黄斑视网膜前膜。

五十七、"玻璃体腔填充费"映射

《立项指南》	序号	项目名称	计价单位	服务产出	加收项	扩展项	计价说明
	57	玻璃体腔填充费	单侧	通过在玻璃体腔填充替代物，支撑玻璃体腔	01 儿童加收	—	玻璃体替代物包括但不限于空气、膨胀气体、硅油、重水、人工玻璃体等

医疗服务价格项目	项目编码	项目名称	计价单位
	330407017S	人工玻璃体球囊眼内植入术	次
	330407005	玻璃体视网膜病变手术	次
	330407005-5	硅油填充术加收	次
	330407005-6	球内注气术加收	次
	330407005-7	玻璃体气液交换术加收	次

五十八、"玻璃体腔填充物取出费"映射

《立项指南》	序号	项目名称	计价单位	服务产出	加收项	扩展项	计价说明
	58	玻璃体腔填充物取出费	单侧	从玻璃体腔中取出已置入的玻璃体替代物	01 儿童加收	—	—

医疗服务价格项目	项目编码	项目名称	计价单位
	330407014	硅油取出术	单侧
	330407005	玻璃体视网膜病变手术	次
	330407005-7	玻璃体气液交换术加收	次

五十九、"小梁切除费（常规）"映射

《立项指南》	序号	项目名称	计价单位	服务产出	加收项	扩展项	计价说明
	59	小梁切除费（常规）	单侧	通过去除小梁网或深层角巩膜组织，建立新的房水引流通道	01 儿童加收	—	—

医疗服务价格项目	项目编码	项目名称	计价单位
	330405013	青光眼滤过术	次
	330405016	小梁切开联合小梁切除术	次
	330405022S	复合式小梁切除术	次/只

六十、"小梁切除费（复杂）"映射

《立项指南》	序号	项目名称	计价单位	服务产出	加收项	扩展项	计价说明
	60	小梁切除费（复杂）	单侧	通过去除复杂情况下的小梁网或深层角巩膜组织，建立新的房水引流通道	01 儿童加收	—	复杂情况指术中使用抗代谢药物的难治性青光眼

医疗服务价格项目	项目编码	项目名称	计价单位
	330405013	青光眼滤过术	次
	330405016	小梁切开联合小梁切除术	次
	330405022S	复合式小梁切除术	次/只

六十一、"小梁切开费"映射

《立项指南》	序号	项目名称	计价单位	服务产出	加收项	扩展项	计价说明
	61	小梁切开费	单侧	通过切开房角或小梁网，建立新的房水引流通道	01 儿童加收	—	—

医疗服务价格项目	项目编码	项目名称	计价单位	编者备注
	330405015	小梁切开术	次	—
	330405011	前房角切开术	次	—
	330405011-1/1	前房角切开术使用特殊仪器加收（前房角镜等）	次	—
	330405029N	经内路小梁网切除术	次/只	利用小梁网切除器通过内路去除具有复杂病变的小梁网，建立新的房水引流通道，该术式不需要经过巩膜建立房水的外引流滤过通道

六十二、"非穿透小梁手术费"映射

《立项指南》	序号	项目名称	计价单位	服务产出	加收项	扩展项	计价说明
	62	非穿透小梁手术费	单侧	通过不穿透前房手术，形成巩膜池，建立巩膜内新的房水引流通道	01 儿童加收	—	—

医疗服务价格项目	项目编码	项目名称	计价单位
	330405014	非穿透性小梁切除+透明质酸钠凝胶充填术	次
	330405028N	非穿透性小梁切除+二氧化碳激光辅助深层巩膜切除术（CLASS① 手术）	次/只

① CLASS：CO_2 laser-assisted sclerectomy surgery。

六十三、"施莱姆氏管成形费"映射

《立项指南》	序号	项目名称	计价单位	服务产出	加收项	扩展项	计价说明
	63	施莱姆氏管成形费	单侧	通过扩张或切开施莱姆氏管（Schlemm管）重建房水流出通道	01 儿童加收	—	—

医疗服务价格项目	项目编码	项目名称	计价单位
	330405027N	舒莱姆氏（Schlemm）管切开或成形术	次/只

六十四、"结膜滤过泡修补费"映射

《立项指南》	序号	项目名称	计价单位	服务产出	加收项	扩展项	计价说明
	64	结膜滤过泡修补费	单侧	通过手术对结膜滤过泡进行修补、调整或切除	01 儿童加收	—	—

医疗服务价格项目	项目编码	项目名称	计价单位
	330405018	青光眼滤帘修复术	次
	330405019	青光眼滤过泡分离术	次
	330405020	青光眼滤过泡修补术	次

六十五、"房水引流物植入费"映射

《立项指南》	序号	项目名称	计价单位	服务产出	加收项	扩展项	计价说明
	65	房水引流物植入费	单侧	通过手术植入引流物，建立新的房水引流通道	01 儿童加收	—	—

医疗服务价格项目	项目编码	项目名称	计价单位
	330405017	青光眼引流物植入术	次
	330405023S	青光眼引流阀植入联合异体巩膜覆盖术	次/只
	330406014	白内障摘除联合青光眼硅管植入术	次

六十六、"房水引流物取出费"映射

《立项指南》	序号	项目名称	计价单位	服务产出	加收项	扩展项	计价说明
	66	房水引流物取出费	单侧	通过手术取出房水引流物	01 儿童加收	—	—

医疗服务价格项目	项目编码	项目名称	计价单位	编者备注
	无	无	无	"房水引流物取出费"为《立项指南》新增项目，无映射

六十七、"房水引流物调位费"映射

《立项指南》	序号	项目名称	计价单位	服务产出	加收项	扩展项	计价说明
	67	房水引流物调位费	单侧	通过手术对位置不佳、功能不全的引流物进行调整，恢复引流功能	01 儿童加收	—	—

医疗服务价格项目	项目编码	项目名称	计价单位	编者备注
	无	无	无	"房水引流物调位费"为《立项指南》新增项目，无映射

六十八、"视网膜脱离修复费（常规）"映射

《立项指南》	序号	项目名称	计价单位	服务产出	加收项	扩展项	计价说明
	68	视网膜脱离修复费（常规）	单侧	通过各种手术方式促使视网膜复位	01 儿童加收	—	不与玻璃体切除费同时收取

医疗服务价格项目	项目编码	项目名称	计价单位	编者备注
	330407005	玻璃体视网膜病变手术	次	常规视网膜脱离手术，如孔源性视网膜脱离（非黄斑裂孔、巨大裂孔）手术，虽不属于《立项指南》注明的复杂情况，但属于玻璃体视网膜病变手术。例如视网膜裂孔，在术中需要联合采用视网膜光凝、冷凝、电凝等方式封闭裂孔
	330407005-1	玻璃体视网膜病变手术 – 激光法加收	次	
	330407005-2	玻璃体视网膜病变手术 – 冷凝法加收	次	
	330407005-3	玻璃体视网膜病变手术 – 电凝法加收	次	
	330407005-9	内界膜剥离术加收	次	

六十九、"视网膜脱离修复费（复杂）"映射

	序号	项目名称	计价单位	服务产出	加收项	扩展项	计价说明
《立项指南》	69	视网膜脱离修复费（复杂）	单侧	通过各种手术方式促使复杂情况下的视网膜脱离复位	01 儿童加收	—	（1）不与玻璃体切除费同时收取。（2）复杂情况指巨大裂孔，黄斑裂孔，取增殖膜/视网膜下膜，剥黄斑前膜情况下的视网膜脱离修复

	项目编码	项目名称	计价单位
医疗服务价格项目	330407005	玻璃体视网膜病变手术	次
	330407005-1	玻璃体视网膜病变手术-激光法加收	次
	330407005-2	玻璃体视网膜病变手术-冷凝法加收	次
	330407005-3	玻璃体视网膜病变手术-电凝法加收	次
	330407005-4	膜增殖、视网膜下膜取出术加收	次
	330407005-8	前膜剥离术加收	次
	330407005-9	内界膜剥离术加收	次
	330407006	黄斑裂孔注气术	次
	330407007	黄斑裂孔封闭术	次
	330407008	黄斑前膜术	次
	330407009	黄斑下膜取出术	次
	330407010	黄斑转位术	次

七十、"视网膜部分切除费"映射

《立项指南》	序号	项目名称	计价单位	服务产出	加收项	扩展项	计价说明
	70	视网膜部分切除费	单侧	通过手术方式切除部分视网膜，治疗视网膜相关疾病	01 儿童加收	—	—

医疗服务价格项目	项目编码	项目名称	计价单位	编者备注
	无	无	无	"视网膜部分切除费"为《立项指南》新增项目，无映射

七十一、"视网膜组织移植费"映射

《立项指南》	序号	项目名称	计价单位	服务产出	加收项	扩展项	计价说明
	71	视网膜组织移植费	单侧	在玻璃体切除的基础上，将视网膜色素上皮细胞等组织植入视网膜下	01 儿童加收	—	—

医疗服务价格项目	项目编码	项目名称	计价单位	编者备注
	无	无	无	"视网膜组织移植费"为《立项指南》新增项目，无映射

七十二、"睫状体脉络膜上腔穿刺费"映射

《立项指南》	序号	项目名称	计价单位	服务产出	加收项	扩展项	计价说明
	72	睫状体脉络膜上腔穿刺费	单侧	通过各种方式穿刺睫状体脉络膜上腔，进行抽吸、引流、冲洗或注射等	01 儿童加收 11 视网膜下穿刺费	—	—

医疗服务价格项目	项目编码	项目名称	计价单位
	330405009	睫状体及脉络膜上腔放液术	次
	310300101-1	脉络膜上腔放液术	次

七十三、"脉络膜病损切除费"映射

《立项指南》	序号	项目名称	计价单位	服务产出	加收项	扩展项	计价说明
	73	脉络膜病损切除费	单侧	通过手术方式切除脉络膜病损部分	01 儿童加收	—	—

医疗服务价格项目	项目编码	项目名称	计价单位
	330407011	色素膜肿物切除术	次

七十四、"巩膜部分切除费"映射

《立项指南》	序号	项目名称	计价单位	服务产出	加收项	扩展项	计价说明
	74	巩膜部分切除费	单侧	通过各种手术方式切除部分巩膜	01 儿童加收	01 巩膜开窗费	—

医疗服务价格项目	项目编码	项目名称	计价单位
	330405021	巩膜缩短术	次
	310300083	钬激光巩膜切除手术	次

七十五、"巩膜加压费"映射

《立项指南》	序号	项目名称	计价单位	服务产出	加收项	扩展项	计价说明
	75	巩膜加压费	单侧	通过各种手术方式对巩膜进行加压，使脱离的视网膜复位	01 儿童加收	—	—

医疗服务价格项目	项目编码	项目名称	计价单位
	330407012	巩膜后兜带术	次
	330407004-1	视网膜脱离修复术–外加压	次
	330407004-2	视网膜脱离修复术–环扎术	次
	330407004-3	视网膜脱离修复术–内加压	次

七十六、"巩膜加压物取出费"映射

《立项指南》	序号	项目名称	计价单位	服务产出	加收项	扩展项	计价说明
	76	巩膜加压物取出费	单侧	通过各种手术方式取出放置的巩膜加压物	01 儿童加收	—	—

医疗服务价格项目	项目编码	项目名称	计价单位	编者备注
	无	无	无	"巩膜加压物取出费"为《立项指南》新增项目，无映射

七十七、"巩膜移植费"映射

《立项指南》	序号	项目名称	计价单位	服务产出	加收项	扩展项	计价说明
	77	巩膜移植费	单侧	通过各种手术方式实现患者原位巩膜切除和供体巩膜植入	01 儿童加收	01 异种组织	不与"巩膜部分切除费"同时收取

医疗服务价格项目	项目编码	项目名称	计价单位	编者备注
	无	无	无	"巩膜移植费"为《立项指南》新增项目，无映射

七十八、"虹膜修复费"映射

《立项指南》	序号	项目名称	计价单位	服务产出	加收项	扩展项	计价说明
	78	虹膜修复费	单侧	通过手术恢复虹膜结构	01 儿童加收	—	—

医疗服务价格项目	项目编码	项目名称	计价单位	编者备注
	330405003	虹膜根部离断修复术	次	—
	330405006	人工虹膜隔植入术	次	—
	330405011-3	房角粘连分离术	次	通过手术恢复虹膜结构，解除虹膜粘连状态
	330405011-3/1	房角粘连分离术使用特殊仪器加收（前房角镜等）	次	
	330405030N	虹膜粘连松解术	次	—

七十九、"虹膜切除费"映射

《立项指南》	序号	项目名称	计价单位	服务产出	加收项	扩展项	计价说明
	79	虹膜切除费	单侧	通过手术对虹膜进行全切或部分切除	01 儿童加收	—	—

医疗服务价格项目	项目编码	项目名称	计价单位
	330405001	虹膜全切除术	次
	330405002	虹膜周边切除术	次
	330405005	虹膜囊肿切除术	次
	330405004	虹膜贯穿术	次

八十、"瞳孔成形费"映射

《立项指南》	序号	项目名称	计价单位	服务产出	加收项	扩展项	计价说明
	80	瞳孔成形费	单侧	通过手术改变瞳孔形态	01 儿童加收	01 前房成形费	—

医疗服务价格项目	项目编码	项目名称	计价单位	编者备注
	330404013	瞳孔再造术	次	—
	330405012	前房成形术	次	《立项指南》中，该项目是"瞳孔成形费"的扩展项

八十一、"睑成形费（常规）"映射

《立项指南》	序号	项目名称	计价单位	服务产出	加收项	扩展项	计价说明
	81	睑成形费（常规）	单侧	通过手术矫正、恢复眼睑功能或结构形态	01 儿童加收	—	—

医疗服务价格项目	项目编码	项目名称	计价单位
	330401005	睑下垂矫正联合内眦整形术	次
	330401010	游离植皮睑成形术	次
	330401007	睑内翻矫正术	次
	330401019S	眼睑原位重建	次/只

八十二、"睑成形费（复杂）"映射

	序号	项目名称	计价单位	服务产出	加收项	扩展项	计价说明
《立项指南》	82	睑成形费（复杂）	单侧	通过手术矫正、恢复复杂情况下的眼睑功能或结构形态	01儿童加收	—	复杂情况指上睑下垂、睑退缩、睑外翻、倒睫、全眼睑重建

	项目编码	项目名称	计价单位
医疗服务价格项目	330401004	上睑下垂矫正术	次
	330401006	睑退缩矫正术	次
	330401008	睑外翻矫正术	次
	330401004-1	上睑下垂矫正术+肌瓣移植术	次
	330401006-1	睑退缩矫正术加收（睫毛再造）	次
	330401006-2	睑退缩矫正术加收（肌瓣移植）	次
	330401008-1	睑外翻矫正术+植皮术	次
	330401017	睑凹陷畸形矫正术	每部位
	330401019S	眼睑原位重建	次/只

八十三、"内外眦成形费"映射

《立项指南》	序号	项目名称	计价单位	服务产出	加收项	扩展项	计价说明
	83	内外眦成形费	单侧	通过各种方式矫正内眦、外眦畸形	01 儿童加收	01 内外眦病损切除费 02 内外眦韧带修复费	—

医疗服务价格项目	项目编码	项目名称	计价单位	编者备注
	330401016	内外眦成形术	次	—
	330401011	内眦赘皮矫治术	次	《立项指南》中该项目是"内外眦成形费"的扩展项
	330401003	内眦韧带断裂修复术	次	《立项指南》中该项目是"内外眦成形费"的扩展项

八十四、"睑球粘连分离费"映射

《立项指南》	序号	项目名称	计价单位	服务产出	加收项	扩展项	计价说明
	84	睑球粘连分离费	单侧	通过手术分离睑球粘连，改善眼球运动	01 儿童加收 11 睑缘粘连分离费减收	—	—

医疗服务价格项目	项目编码	项目名称	计价单位	编者备注
	330403001	睑球粘连分离术	次	—
	330403001-1	自体黏膜移植术及结膜移植术	次	睑球粘连分离时，需要联合自体黏膜移植和/或结膜移植来构建结膜囊腔，保证睑球粘连分离的疗效
	330401018	睑缘粘连术	次	《立项指南》中该项目是"睑球粘连分离费"的减收项

八十五、"结膜囊成形费"映射

《立项指南》	序号	项目名称	计价单位	服务产出	加收项	扩展项	计价说明
	85	结膜囊成形费	单侧	通过手术恢复结膜囊功能或结构	01 儿童加收 11 结膜部分切除费减收	—	—

医疗服务价格项目	项目编码	项目名称	计价单位	编者备注
	330403004	结膜囊成形术	次	—
	330403007	下穹窿成形术	单侧	—
	330403001-1	自体黏膜移植术及结膜移植术	次	部分手术需要使用自体黏膜和／或结膜来构建结膜囊的上皮性衬里
	310300119N	激光治疗结膜囊肿	次／只	—
	330403002	结膜肿物切除术	次	《立项指南》中该项目是"结膜囊成形费"的减收项
	330403002-1	结膜色素痣切除术	次	
	330403002-2	恶性结膜肿物切除术	次	
	330403003	结膜淋巴管积液清除术	次	
	330403005	球结膜瓣覆盖术	次	

八十六、"眼睑裂伤缝合费（常规）"映射

《立项指南》	序号	项目名称	计价单位	服务产出	加收项	扩展项	计价说明
	86	眼睑裂伤缝合费（常规）	单睑	通过手术对不累及睑缘和睑板的眼睑裂伤进行缝合	01儿童加收	—	—

医疗服务价格项目	项目编码	项目名称	计价单位
	330401002	眼睑结膜裂伤缝合术	次

八十七、"眼睑裂伤缝合费（复杂）"映射

《立项指南》	序号	项目名称	计价单位	服务产出	加收项	扩展项	计价说明
	87	眼睑裂伤缝合费（复杂）	单睑	通过手术对复杂情况下的眼睑裂伤进行缝合	01儿童加收	—	复杂情况指累及睑缘或睑板的眼睑多发裂伤

医疗服务价格项目	项目编码	项目名称	计价单位
	330401002	眼睑结膜裂伤缝合术	次
	330401019S	眼睑原位重建	次/只

八十八、"眼睑病变切除费"映射

《立项指南》	序号	项目名称	计价单位	服务产出	加收项	扩展项	计价说明
	88	眼睑病变切除费	单睑	通过手术去除眼睑肿物等病变	01 儿童加收	—	—

	项目编码	项目名称	计价单位	编者备注
医疗服务价格项目	330401001	眼睑肿物切除术	次	—
	310300104-1	眼部炎性肉芽肿冷冻治疗	次	该术式是通过冷冻技术破坏眼部炎性肉芽肿组织，促进病变消退，属于眼睑病变的微创治疗方式
	310300104-2	眼部血管瘤冷冻治疗	次	—
	330401001-1	眼睑肿物切除＋植皮术	次	—
	330403006-2	霰粒肿刮除术	次	—
	330403006-2/1	霰粒肿切开术	次	—

八十九、"眼表重建费"映射

《立项指南》	序号	项目名称	计价单位	服务产出	加收项	扩展项	计价说明
	89	眼表重建费	单侧	通过手术修复或重建受损的眼表结构	01 儿童加收	—	—

医疗服务价格项目	项目编码	项目名称	计价单位
	330404014S-1	培养角膜缘上皮细胞移植	次/只
	330404014S	角膜缘移植	次/只
	330403002	结膜肿物切除术	次
	330403003	结膜淋巴管积液清除术	次
	330403005	球结膜瓣覆盖术	次
	330403002-1	结膜色素痣切除术	次
	330403002-2	恶性结膜肿物切除术	次
	330404007	翼状胬肉切除术	次
	330404007-2	角膜病变切除术	单侧
	330404007-1	翼状胬肉转位术	次
	330403001-1	自体黏膜移植术及结膜移植术	次
	330401019S	眼睑原位重建	次/只
	330401019S-1	眼睑原位重建加收（羊膜移植）	次/只
	330401019S-2	眼睑原位重建加收（唇黏膜移植）	次/只
	330402001	泪阜部肿瘤单纯切除术	次
	330401009	睑裂缝合术	次

九十、"羊膜置入费"映射

《立项指南》	序号	项目名称	计价单位	服务产出	加收项	扩展项	计价说明
	90	羊膜置入费	单侧	通过手术置入羊膜组织来修复或重建受损的眼表结构	01 儿童加收	—	—

医疗服务价格项目	项目编码	项目名称	计价单位
	330404011	羊膜移植术	次
	330403009S	全眼表生物膜固定术	次/只

九十一、"角膜层间冲洗费"映射

《立项指南》	序号	项目名称	计价单位	服务产出	加收项	扩展项	计价说明
	91	角膜层间冲洗费	单侧	通过各种方式对角膜层间进行冲洗	01 儿童加收	—	—

医疗服务价格项目	项目编码	项目名称	计价单位	编者备注
	无	无	无	"角膜层间冲洗费"为《立项指南》新增项目，无映射

九十二、"浅层角膜损伤修复费"映射

《立项指南》	序号	项目名称	计价单位	服务产出	加收项	扩展项	计价说明
	92	浅层角膜损伤修复费	单侧	通过各种方式修复浅层角膜损伤	01儿童加收	—	—

医疗服务价格项目	项目编码	项目名称	计价单位
	310300102	角膜异物剔除术	次
	310300103	角膜溃疡灼烙术	次

九十三、"角膜部分切除费"映射

《立项指南》	序号	项目名称	计价单位	服务产出	加收项	扩展项	计价说明
	93	角膜部分切除费	单侧	通过手术切除部分角膜	01儿童加收	—	—

医疗服务价格项目	项目编码	项目名称	计价单位
	330401021N	角膜缘干细胞取材术	次
	310300103	角膜溃疡灼烙术	次
	310300104-4	角膜溃疡冷冻治疗	次

九十四、"角膜切削费"映射

《立项指南》	序号	项目名称	计价单位	服务产出	加收项	扩展项	计价说明
	94	角膜切削费	单侧	通过手术对角膜进行切削	01 儿童加收	—	—

医疗服务价格项目	项目编码	项目名称	计价单位
	330404001	表层角膜镜片镶嵌术	次
	330404002	近视性放射状角膜切开术	次
	310300078-1	准分子激光治疗性角膜矫正术（PTK①）	次/只

① PTK：phototherapeutic keratectomy。

九十五、"角膜基质透镜取出费"映射

《立项指南》	序号	项目名称	计价单位	服务产出	加收项	扩展项	计价说明
	95	角膜基质透镜取出费	单侧	通过手术制作角膜基质透镜并取出	01 儿童加收	—	—

医疗服务价格项目	项目编码	项目名称	计价单位
	310300113F	全飞秒激光微小切口基质透镜切除术①	次/只

① 即飞秒激光小切口角膜基质透镜取出术（small incision lenticule extraction）。

九十六、"角膜磨镶费"映射

《立项指南》	序号	项目名称	计价单位	服务产出	加收项	扩展项	计价说明
	96	角膜磨镶费	单侧	通过手术对角膜进行磨镶	01 儿童加收	—	—

	项目编码	项目名称	计价单位
医疗服务价格项目	310300079	激光原位角膜磨镶术①（LASIK②）	次/只
	330404005	角膜基质环植入术	次
	310300078-2N	准分子激光上皮瓣下角膜磨镶术（LASEK③）	次/只
	310300112F	飞秒激光制瓣及角膜瓣下准分子原位角膜磨镶术④	次/只
	310300078	准分子激光屈光性角膜矫正术⑤（PRK⑥）	次/只
	310300082	铒激光眼科手术	次

① 即准分子激光原位角膜磨镶术。
② LASIK：laser in situ keratomileusis。
③ LASEK：laser subepithelial keratomileusis。
④ 准分子原位角膜磨镶术即准分子激光原位角膜磨镶术。
⑤ 即准分子激光屈光性角膜切削术。
⑥ PRK：photorefractive keratectomy。

九十七、"自体角膜转位费"映射

《立项指南》	序号	项目名称	计价单位	服务产出	加收项	扩展项	计价说明
	97	自体角膜转位费	单侧	通过手术改变角膜位置	01 儿童加收	—	—

	项目编码	项目名称	计价单位	编者备注
医疗服务价格项目	无	无	无	"自体角膜转位费"为《立项指南》新增项目，无映射

九十八、"角膜加固费"映射

《立项指南》	序号	项目名称	计价单位	服务产出	加收项	扩展项	计价说明
	98	角膜加固费	单侧	通过交联反应等各种方式，增加角膜强度、韧度和硬度	01 儿童加收	—	—

医疗服务价格项目	项目编码	项目名称	计价单位
	330404003	角膜缝环固定术	单侧
	330404016S	角膜胶原交联术	次／只

九十九、"角膜深层异物取出费"映射

《立项指南》	序号	项目名称	计价单位	服务产出	加收项	扩展项	计价说明
	99	角膜深层异物取出费	单侧	利用各种方式，取出深层角膜异物	01 儿童加收	—	—

医疗服务价格项目	项目编码	项目名称	计价单位
	330404006	角膜深层异物取出术	次

一百、"睫状体断离复位费"映射

《立项指南》	序号	项目名称	计价单位	服务产出	加收项	扩展项	计价说明
	100	睫状体断离复位费	单侧	通过手术对断离或脱离的睫状体进行复位	01 儿童加收	—	—

医疗服务价格项目	项目编码	项目名称	计价单位
	330405008	睫状体断离复位术	次

一百零一、"睫状体部分切除费"映射

《立项指南》	序号	项目名称	计价单位	服务产出	加收项	扩展项	计价说明
	101	睫状体部分切除费	单侧	通过手术切除部分睫状体	01 儿童加收	—	—

医疗服务价格项目	项目编码	项目名称	计价单位
	330405007	睫状体剥离术	次

一百零二、"眶壁修复费"映射

《立项指南》	序号	项目名称	计价单位	服务产出	加收项	扩展项	计价说明
	102	眶壁修复费	单侧	通过手术修复损伤的眼眶或眶壁	01 儿童加收 11 两眶壁及以上加收	—	—

医疗服务价格项目	项目编码	项目名称	计价单位
	330409019	眼眶壁骨折整复术	次
	330409020	眶骨缺损修复术	次

一百零三、"眶隔修复费"映射

《立项指南》	序号	项目名称	计价单位	服务产出	加收项	扩展项	计价说明
	103	眶隔修复费	单侧	通过手术修复或调整眶隔脂肪或纤维组织	01 儿童加收	—	—

医疗服务价格项目	项目编码	项目名称	计价单位
	330409021	眶膈修补术	次

一百零四、"眼内容物摘除费"映射

《立项指南》	序号	项目名称	计价单位	服务产出	加收项	扩展项	计价说明
	104	眼内容物摘除费	单侧	通过手术去除所有眼内容物	01 儿童加收	—	—

医疗服务价格项目	项目编码	项目名称	计价单位
	330409007	眼内容摘除术	次

一百零五、"眼球摘除费"映射

	序号	项目名称	计价单位	服务产出	加收项	扩展项	计价说明
《立项指南》	105	眼球摘除费	单侧	通过手术摘除整个眼球	01 儿童加收 11 眶内容物摘除	—	不与"眼窝再造费"同时收费

	项目编码	项目名称	计价单位	编者备注
医疗服务价格项目	330409008	眼球摘除术	次	—
	330409009	眼球摘除＋植入术	次	—
	330409015	眶内容摘除术	次	《立项指南》中该项目是"眼球摘除费"的加收项
	330409016	上颌骨切除合并眶内容摘除术	次	

一百零六、"眶内病变摘除费（常规）"映射

	序号	项目名称	计价单位	服务产出	加收项	扩展项	计价说明
《立项指南》	106	眶内病变摘除费（常规）	单侧	通过手术方式摘除眶内肿物等病变	01 儿童加收	—	—

	项目编码	项目名称	计价单位
医疗服务价格项目	330409014	眶内肿物摘除术	次
	330409013	眶内血肿穿刺术	单侧
	330402005-2	泪腺肿瘤摘除术	次

一百零七、"眶内病变摘除费（复杂）"映射

《立项指南》	序号	项目名称	计价单位	服务产出	加收项	扩展项	计价说明
	107	眶内病变摘除费（复杂）	单侧	通过手术方式实现复杂情况下的眶内肿物等病变摘除	01 儿童加收	—	复杂情况指眼球赤道后病变的摘除

医疗服务价格项目	项目编码	项目名称	计价单位
	330409014-1	侧劈开眶眶内肿物摘除术	次
	330409014	眶内肿物摘除术	次

一百零八、"眼眶减压费"映射

《立项指南》	序号	项目名称	计价单位	服务产出	加收项	扩展项	计价说明
	108	眼眶减压费	单侧	通过各种手术方式调整眶部组织，减轻压力	01 儿童加收 11 两眶壁及以上加收	—	—

医疗服务价格项目	项目编码	项目名称	计价单位
	330409006	甲状腺突眼矫正术	次
	330409022	眼眶减压术	单眼
	330409024	视神经减压术	次
	330603006	经鼻内镜眶减压术	次
	330603004	经鼻视神经减压术	次
	330403008-1	眼突减压术	次

一百零九、"眶内异物取出费"映射

《立项指南》	序号	项目名称	计价单位	服务产出	加收项	扩展项	计价说明
	109	眶内异物取出费	单侧	通过各种手术方式取出眼球与眼眶之间的异物	01 儿童加收	—	—

医疗服务价格项目	项目编码	项目名称	计价单位
	330409004	眶内异物取出术	次

一百一十、"球内异物取出费"映射

《立项指南》	序号	项目名称	计价单位	服务产出	加收项	扩展项	计价说明
	110	球内异物取出费	单侧	通过各种手术方式取出眼球内异物	01 儿童加收	—	—

医疗服务价格项目	项目编码	项目名称	计价单位
	310300073	球内异物定位	次
	330407003	玻璃体内猪囊尾蚴取出术	次
	330409001	球内磁性异物取出术	次
	330409002	球内非磁性异物取出术	次
	330409003	球壁异物取出术	次

一百一十一、"眼窝填充费"映射

《立项指南》	序号	项目名称	计价单位	服务产出	加收项	扩展项	计价说明
	111	眼窝填充费	单侧	通过各种手术方式填充义眼台等，恢复塌陷的眼窝	01 儿童加收	—	—

医疗服务价格项目	项目编码	项目名称	计价单位
	330409012	活动性义眼眼座植入术	次
	330409017	眼窝填充术	次

一百一十二、"眼窝再造费"映射

《立项指南》	序号	项目名称	计价单位	服务产出	加收项	扩展项	计价说明
	112	眼窝再造费	单侧	通过各种手术方式重建眼窝的生理结构及形态	01 儿童加收	—	不与"眼球摘除费"同时收取

医疗服务价格项目	项目编码	项目名称	计价单位
	330409018	眼窝再造术	次

一百一十三、"泪道成形费"映射

《立项指南》	序号	项目名称	计价单位	服务产出	加收项	扩展项	计价说明
	113	泪道成形费	单侧	通过各种手术方式改善或重建泪道结构	01 儿童加收 11 泪小点外翻矫正术减收	—	—

医疗服务价格项目	项目编码	项目名称	计价单位	编者备注
	330402003	泪小管吻合术	次	—
	330402006	泪囊结膜囊吻合术	次	—
	330402007	鼻腔泪囊吻合术	次	—
	330402008	鼻泪道再通术	次	—
	330402009	泪道成形术	次	—
	330402003-1	泪小管陈旧性伤口吻合术	次	—
	330402004-1	泪囊瘘管摘除术	次	—
	330402009-1	泪道成形术（激光法）	次	—
	330402011S	泪小点成形术	次/只	—
	330402011S-1	泪小点成形术（激光法）	次/只	—
	330402002	泪小点外翻矫正术	次	《立项指南》中该项目是"泪道成形费"的减收项

一百一十四、"泪道病变切除费"映射

《立项指南》	序号	项目名称	计价单位	服务产出	加收项	扩展项	计价说明
	114	泪道病变切除费	单侧	通过各种手术方式切除泪道病变或部分泪道	01 儿童加收	01 泪囊摘除费	—

医疗服务价格项目	项目编码	项目名称	计价单位	编者备注
	330402013S	泪小管切开术	次	—
	330409014-2	泪道肿物切除术	次	—
	330402004	泪囊摘除术	次	立项指南中该项目是"泪道病变切除费"的扩展项

一百一十五、"泪腺脱垂复位费"映射

《立项指南》	序号	项目名称	计价单位	服务产出	加收项	扩展项	计价说明
	115	泪腺脱垂复位费	单侧	通过各种手术方式复位脱垂的泪腺	01 儿童加收	—	—

医疗服务价格项目	项目编码	项目名称	计价单位
	330402002-1	泪腺脱垂矫正术	次
	330402005-1	泪腺部分切除术	次
	330402005	睑部泪腺摘除术	次

一百一十六、"眼球裂伤缝合费"映射

	序号	项目名称	计价单位	服务产出	加收项	扩展项	计价说明
《立项指南》	116	眼球裂伤缝合费	单侧	通过各种手术方式修复眼球裂伤	01 儿童加收 11 裂伤累及视网膜加收	—	—

	项目编码	项目名称	计价单位
医疗服务价格项目	330409005	眼球裂伤缝合术	次
	330409005-1	巩膜探查术	次

一百一十七、"眼外肌调整矫治费"映射

《立项指南》	序号	项目名称	计价单位	服务产出	加收项	扩展项	计价说明
	117	眼外肌调整矫治费	每条肌肉	通过各种手术方式调整眼外肌位置或张力	01 儿童加收	—	—

医疗服务价格项目	项目编码	项目名称	计价单位
	330408001	共同性斜视矫正术	1条肌肉
	330408002	非共同性斜视矫正术	1条肌肉
	330408003	非常规眼外肌手术	次
	330408004	眼震矫正术	次
	330408001-1	共同性斜视矫正术加收（超过1条肌肉）	1条肌肉
	330408001-2	共同性斜视矫正术加收（伴有另一种斜视同时手术）	1条肌肉
	330408001-3	共同性斜视矫正术加收（二次手术）	次
	330408002-1	非共同性斜视矫正术加收（超过1条肌肉）	1条肌肉
	330408002-2	非共同性斜视矫正术加收（二次手术）	次
	330408002-3	非共同性斜视矫正术加收（结膜、肌肉及眼眶修复）	1条肌肉

一百一十八、"义眼台修复费"映射

《立项指南》	序号	项目名称	计价单位	服务产出	加收项	扩展项	计价说明
	118	义眼台修复费	单侧	通过各种手术方式修复义眼台	01 儿童加收	—	—

医疗服务价格项目	项目编码	项目名称	计价单位
	330409029S	义眼座暴露修补术	次/只
	310521002-7	义眼修复	次/只
	330409031S	义眼台取出术	次

一百一十九、"眶内感染清创/引流费"映射

《立项指南》	序号	项目名称	计价单位	服务产出	加收项	扩展项	计价说明
	119	眶内感染清创/引流费	单侧	通过各种手术方式清除眶内感染性病变	01 儿童加收	—	—

医疗服务价格项目	项目编码	项目名称	计价单位
	310300093	眼部脓肿切开引流术	次/只

一百二十、"球结膜切开冲洗费"映射

《立项指南》	序号	项目名称	计价单位	服务产出	加收项	扩展项	计价说明
	120	球结膜切开冲洗费	单侧	通过各种手术方式切开并冲洗球结膜，清除有害物质或改善血运	01 儿童加收	—	—

医疗服务价格项目	项目编码	项目名称	计价单位
	330403008	球结膜放射状切开冲洗+减压术	次
	330403008-2	球结膜酸碱烧伤减压冲洗术	次

一百二十一、"眼袋整形费"映射

《立项指南》	序号	项目名称	计价单位	服务产出	加收项	扩展项	计价说明
	121	眼袋整形费	单睑	通过各种手术方式去除眼睑脂肪、皮肤、肌肉	—	—	美容整形常用项目

医疗服务价格项目	项目编码	项目名称	计价单位
	330401015	眼袋整形术	双侧
	330401015-1	眼袋整形术+泪腺悬吊术	双侧

一百二十二、"重睑成形费"映射

《立项指南》	序号	项目名称	计价单位	服务产出	加收项	扩展项	计价说明
	122	重睑成形费	单睑	通过各种手术方式实现重睑成形	—	—	美容整形常用项目

医疗服务价格项目	项目编码	项目名称	计价单位
	330401012	重睑成形术	双侧
	330401013	激光重睑整形术	次

一百二十三、"眶距矫正费"映射

《立项指南》	序号	项目名称	计价单位	服务产出	加收项	扩展项	计价说明
	123	眶距矫正费	单侧	通过各种手术方式矫正眶距	—	—	美容整形常用项目

医疗服务价格项目	项目编码	项目名称	计价单位
	330409025	眶距增宽症整形术	次

一百二十四、"隆眉弓手术费"映射

《立项指南》	序号	项目名称	计价单位	服务产出	加收项	扩展项	计价说明
	124	隆眉弓手术费	单侧	通过各种手术方式增加眉弓高度和立体感，改善面部轮廓	—	—	美容整形常用项目

医疗服务价格项目	项目编码	项目名称	计价单位
	330409026	隆眉弓术	双侧

一百二十五、"眉矫正手术费"映射

《立项指南》	序号	项目名称	计价单位	服务产出	加收项	扩展项	计价说明
	125	眉矫正手术费	单侧	通过各种手术方式调整眉毛位置并改善其形态	—	—	美容整形常用项目

医疗服务价格项目	项目编码	项目名称	计价单位
	330409027	眉畸形矫正术	次
	330409028	眉缺损修复术	次
	330409028-1	眉缺损修复术＋岛状头皮瓣切取移转术	次

附件一 《眼科类医疗服务价格项目立项指南（试行）》

临床诊查类项目							
序号	项目名称	服务产出	价格构成	加收项	扩展项	计价单位	计价说明
1	视力检查费（普通）	通过远视力、近视力、光机能（包括光感及光定位）、伪盲检查等多种方式对视力进行检查	所定价格涵盖眼部遮盖、检查、记录、出具结果报告等步骤所需的人力资源和基本物质资源消耗	—	—	次	—
2	视力检查费（特殊）	通过各种特殊方式对视力进行检查	所定价格涵盖设备准备、检查、记录、出具结果报告等步骤所需的人力资源和基本物质资源消耗	—	—	次	（1）"特殊方式"是指应用图形视力表、点视力表、条栅视力卡、视动性眼球震颤设备的方式进行视力检查。（2）阿姆斯勒（Amsler）表检查按此项目收费
3	散瞳验光费	通过散瞳、电脑、检影等不同方式测量眼睛的屈光状态	所定价格涵盖散瞳、电脑及人工测视力、测瞳距、确定屈光度数、记录、出具结果报告等步骤所需的人力资源和基本物质资源消耗	01儿童加收	—	次	—
4	显然验光费	通过反复插试镜片，确定矫正视力度数	所定价格涵盖戴试镜架、插试镜片、调整度数、记录、出具结果报告等步骤所需的人力资源和基本物质资源消耗	01儿童加收	—	次	—
5	眼压检查费	通过接触或非接触方式进行眼压测量	所定价格涵盖检查、测量、记录、出具结果报告等步骤所需的人力资源和基本物质资源消耗	—	—	单侧	眼压日曲线描记按照眼压检查实际开展次数收费。地方医保部门根据日均开展次数设置日均费用封顶线

续表

临床诊查类项目							
序号	项目名称	服务产出	价格构成	加收项	扩展项	计价单位	计价说明
6	眼压检查费（青光眼激发）	指通过各种方式激发眼压升高后进行眼压测量	所定价格涵盖试验准备、眼压测量、诱导、再次测量、记录、出具结果报告等步骤所需的人力资源和基本物质资源消耗	01 饮水试验	—	次	不得与眼压检查费同时收取
7	色觉检查费	通过不同方式检查色弱、色盲情况	所定价格涵盖检查、记录、出具结果报告等步骤所需的人力资源和基本物质资源消耗	—	—	次	—
8	视野检查费	通过各种方式对视野进行评估	所定价格涵盖应用视野检查设备、记录、出具结果报告等步骤所需的人力资源和基本物质资源消耗	—	—	单侧	—
9	泪液分泌功能测定费	通过各种方式对泪液分泌功能进行测定	所定价格涵盖放置纸条、测定滤纸浸湿长度、记录并分析结果等步骤所需的人力资源和基本物质资源消耗	—	—	单侧	—
10	泪膜分析测定费	通过各种方式对泪膜进行分析测定	所定价格涵盖设备准备、检查、记录、分析、出具结果报告等步骤所需的人力资源和基本物质资源消耗	—	—	单侧	—
11	复视检查费	通过各种方式对复视情况进行检查	所定价格涵盖设备准备、检查、记录、分析、出具结果报告等步骤所需的人力资源和基本物质资源消耗	01 儿童加收	—	次	—
12	斜视度测定费	通过各种方式测定斜视度数	所定价格涵盖设备准备、检查、记录、分析、出具结果报告等步骤所需的人力资源和基本物质资源消耗	01 儿童加收	—	次	—
13	角膜地形图检查费	通过各种方式或设备检测角膜形态	所定价格涵盖设备准备、扫描、记录、分析、出具结果报告等步骤所需的人力资源和基本物质资源消耗	—	—	单侧	—

续表

临床诊查类项目							
序号	项目名称	服务产出	价格构成	加收项	扩展项	计价单位	计价说明
14	角膜曲率测量费	通过各种方式或设备测量角膜曲率	所定价格涵盖设备准备、测量、记录、分析、出具结果报告等步骤所需的人力资源和基本物质资源消耗	—	—	单侧	—
15	角膜/结膜取样费	通过各种方式获取角膜、结膜标本	所定价格涵盖取样、送检、处理用物等步骤所需的人力资源和基本物质资源消耗	—	—	单侧	角膜、结膜分别获取标本可分别计价
16	眼活体细胞检查费	通过各种设备观察眼部细胞	所定价格涵盖设备准备、扫描、记录、分析、出具结果报告等步骤所需的人力资源和基本物质资源消耗	—	—	单侧	—
17	牵拉试验费	通过牵拉角膜缘外结膜，判断眼球运动、主动肌收缩力量和复视情况	所定价格涵盖牵拉、观察分析、记录、分析、出具结果报告等步骤所需的人力资源和基本物质资源消耗	01儿童加收	—	单侧	—
18	上睑下垂检查费	通过各种方式判断上睑下垂情况	所定价格涵盖准备、测量、记录、分析、出具结果报告以及必要时滴药等步骤所需的人力资源和基本物质资源消耗	—	—	单侧	—
19	双眼视觉功能检查费	通过人工或设备，评估聚散功能、调节功能和立体视觉	所定价格涵盖设备准备、调节、检查、记录、分析、出具结果报告等步骤所需的人力资源和基本物质资源消耗	01儿童加收	—	次	—
20	眼部照相费	通过照相机对眼部外观、眼位、眼球运动、眼内结构进行照相	所定价格涵盖设备准备、照相、记录、出具结果报告及必要时散瞳等步骤所需的人力资源和基本物质资源消耗	01婴幼儿视网膜病变检查	01视盘立体照相 02眼底自发荧光检查	单侧	（1）睑板腺、眼前节、眼底可分别计价。 （2）婴幼儿指0—3周岁
21	眼底镜检查费	通过眼底镜观察眼底结构	所定价格涵盖设备准备、观察、记录、出具结果报告等步骤所需的人力资源与基本物质资源消耗	—	—	单侧	—

续表

			临床诊查类项目				
序号	项目名称	服务产出	价格构成	加收项	扩展项	计价单位	计价说明
22	眼底血管造影费	通过设备获得造影后的眼底血管图像	所定价格涵盖散瞳、注射、拍照、记录、出具结果报告等步骤所需的人力资源和基本物质资源消耗	—	01脉络膜血管造影费	次	—
23	眼部电生理检查费	通过电生理设备检查视网膜和视神经功能	所定价格涵盖清洁皮肤、放置电极、刺激、采集数据、记录、出具结果报告等步骤所需的人力资源和基本物质资源消耗	—	—	单侧	（1）图形视网膜电流图（P-ERG）、多焦视网膜电图（mf-ERG）、闪光视网膜电流图（F-ERG）、眼电图（EOG）、诱发电位（VEP）分别计价。（2）单侧检查收费最多不超过3次
24	眼球突出度测量费	通过各种方式测量眼球突出度	所定价格涵盖设备准备、观察测量、记录、出具结果报告等步骤所需的人力资源和基本物质资源消耗	—	—	次	—
25	眼外肌功能检查费	通过分析眼球运动轨迹，评估眼外肌功能	所定价格涵盖移动光源、观察、记录、出具结果报告所需的人力资源和基本物质资源消耗	01儿童加收	—	次	—
26	眼像差检查费	应用各种检查仪器分析视觉质量	所定价格涵盖设备准备、检查测定、记录、分析、出具结果报告等步骤所需的人力资源和基本物质资源消耗	—	—	单侧	—
27	眼轴测量费	应用各种检查仪器测定眼轴	所定价格涵盖消毒、设备准备、测量、重复多次、记录、分析、出具结果报告等步骤所需的人力资源和基本物质资源消耗	—	—	单侧	—
28	眼震电图费	通过各种方式评估眼球运动功能和平衡机制	所定价格涵盖放置电极、检查、分析、出具结果报告等步骤所需的人力资源和基本物质资源消耗	—	—	次	—

续表

			临床诊查类项目				
序号	项目名称	服务产出	价格构成	加收项	扩展项	计价单位	计价说明
29	代偿头位测定费	通过各种方式检查头部偏斜情况	所定价格涵盖摆位、设备准备、调整头位、记录、分析、出具结果报告等步骤所需的人力资源和基本物质资源消耗	01儿童加收	—	次	—
30	房角镜检查费	利用房角镜进行各类检查	所定价格涵盖摆位、设备准备、检查、记录、分析、出具结果报告等步骤所需的人力资源和基本物质资源消耗	—	—	单侧	—
31	裂隙灯检查费	通过应用裂隙灯显微镜进行各类检查	所定价格涵盖摆位、设备准备、测试、记录、分析、出具结果报告等步骤所需的人力资源和基本物质资源消耗	—	—	次	—
32	眼部超声生物显微镜检查费	利用超声生物显微镜（UBM）检查眼内结构	所定价格涵盖设备准备、探头检查、图像采集存储、记录、分析、出具结果报告等步骤所需的人力资源和基本物质资源消耗	—	—	单侧	—
33	眼部相干光断层扫描费	通过相干光断层扫描设备对眼部进行扫描，辅助进行眼部疾病的鉴别和诊断	所定价格涵盖设备准备、扫描、记录、分析、出具结果报告等步骤所需的人力资源和基本物质资源消耗	—	—	单侧	眼底、眼前节、眼底血管可分别计价
			非手术治疗类项目				
序号	项目名称	服务产出	价格构成	加收项	扩展项	计价单位	计价说明
34	注射费（结膜下）	通过对结膜下注射药物，达到治疗目的	所定价格涵盖核对信息、定位、消毒、穿刺、注射、拔针、按压、遮盖、观察用药反应、处理用物等步骤所需的人力资源和基本物质资源消耗	01儿童加收	—	单侧	不与眼内穿刺费同时收取

续表

			非手术治疗类项目				
序号	项目名称	服务产出	价格构成	加收项	扩展项	计价单位	计价说明
35	注射费（球后/球旁）	通过对球后、球旁注射药物，达到治疗目的	所定价格涵盖核对信息、定位、消毒、穿刺、注射、拔针、按压、遮盖、观察用药反应、处理用物等步骤所需的人力资源和基本物质资源消耗	01 儿童加收	—	单侧	不与眼内穿刺费同时收取
36	睑板腺治疗费	通过按摩睑板腺，缓解睑板腺功能障碍	所定价格涵盖表面麻醉、局部按摩、清洁等步骤所需的人力资源与基本物质资源消耗	—	—	单睑	—
37	结膜摩擦挤压费	通过摩擦、挤压结膜，治疗结膜炎	所定价格涵盖表面麻醉、开睑、摩擦、挤压等步骤所需的人力资源和基本物质资源消耗	—	—	单侧	—
38	泪道冲洗费	通过冲洗泪道进行疏通	所定价格涵盖摆位、消毒、开睑、插入泪小点、冲洗、记录结果等步骤所需的人力资源和基本物质资源消耗	01 儿童加收 11 泪管扩张	—	单侧	—
39	结膜囊冲洗费	通过冲洗结膜囊进行清洁	所定价格涵盖开睑、冲洗等步骤所需的人力资源和基本物质资源消耗	01 儿童加收	—	单侧	—
40	角膜/结膜异物取出费	通过各种方式剔除或拔除角膜异物、结膜结石等异物	所定价格涵盖消毒、剔除或拔除、涂药等步骤所需的人力资源和基本物质资源消耗	01 儿童加收	01 倒睫拔除费	单睑	—
41	电解倒睫费	通过电解方式拔除倒睫	所定价格涵盖消毒、放置电极、拔除等步骤所需的人力资源和基本物质资源消耗	—	—	单侧	—

续表

			非手术治疗类项目				
序号	项目名称	服务产出	价格构成	加收项	扩展项	计价单位	计价说明
42	眼内穿刺费	通过穿刺眼内进行抽吸、引流、冲洗或注射等	所定价格涵盖消毒、穿刺、完成相应诊疗操作等步骤所需的人力资源和基本物质资源消耗	01儿童加收	—	单侧	（1）眼内包括但不限于前房、玻璃体等部位。 （2）不与注射费（结膜下）、注射费（球后/球旁）同时收取
43	眼内能量精密治疗费	通过各种能量设备消融或治疗眼球内病变	所定价格涵盖散瞳、设备准备、调整参数、能量治疗等步骤所需的人力资源和基本物质资源消耗	—	—	单侧	—
44	视功能训练费	通过各种方式对弱视等视功能障碍进行训练	所定价格涵盖摆位、设备准备、实施训练等所需的人力资源与基本物质资源消耗	—	—	次	"次"按半小时为基础计价，每增加10分钟加收。地方医保部门可根据平均训练时间设置每日费用封顶线
45	义眼片安装费	将义眼片、义眼放置于患者眼窝	所定价格涵盖开睑、安装、调改、宣教等步骤所需的人力资源和基本物质资源消耗	—	—	单侧	—
46	人工泪管置管费	通过放置人工泪管，疏通泪道	所定价格涵盖消毒、扩张、置管等步骤所需的人力资源和基本物质资源消耗	01儿童加收	—	单侧	—
47	人工泪管取出费	通过引导取出放置的人工泪管	所定价格涵盖消毒、扩张、取出等步骤所需的人力资源和基本物质资源消耗	—	—	单侧	—
48	泪小点封闭费	通过各种方式封闭泪小点或泪小管	所定价格涵盖消毒、扩张、封闭等步骤所需的人力资源和基本物质资源消耗	—	—	单侧	—

续表

			非手术治疗类项目					
序号	项目名称	服务产出	价格构成	加收项	扩展项	计价单位	计价说明	
49	角膜/结膜拆线费	通过各种方式拆除角膜/结膜缝线	所定价格涵盖消毒、拆线等步骤所需的人力资源和基本物质资源消耗	01儿童加收	—	单侧	—	

			手术类项目				
序号	项目名称	服务产出	价格构成	加收项	扩展项	计价单位	计价说明
50	晶状体摘除费	通过超声乳化、娩核、晶状体切除或粉碎等各种方式完成病变晶状体摘除	所定价格涵盖手术计划、术区准备、切开、晶状体取出、缝合以及必要时染色等步骤所需的人力资源和基本物质资源消耗	01儿童加收	—	单侧	—
51	人工晶状体取出费	通过手术方式取出人工晶状体	所定价格涵盖手术计划、术区准备、切开、晶状体取出、缝合以及必要时染色等步骤所需的人力资源和基本物质资源消耗	01儿童加收	—	单侧	—
52	人工晶状体植入费（常规）	通过手术方式完成人工晶状体植入	所定价格涵盖手术计划、术区准备、切口制作、注入粘弹剂、植入、缝合等步骤所需的人力资源和基本物质资源消耗	01儿童加收	—	单侧	—
53	人工晶状体植入费（复杂）	通过手术方式完成复杂情况下的人工晶状体植入	所定价格涵盖手术计划、术区准备、切口制作、注入粘弹剂、植入、缝合、必要时固定等步骤所需的人力资源和基本物质资源消耗	01儿童加收	—	单侧	复杂情况指植入有晶状体眼、人工晶体悬吊、张力环置入等情况
54	人工晶状体调位费（常规）	通过手术方式调整已植入的人工晶状体位置	所定价格涵盖手术计划、术区准备、切开、穿刺、注入粘弹剂、调整、必要时缝合等步骤所需的人力资源和基本物质资源消耗	01儿童加收	—	单侧	—

续表

	手术类项目						
序号	项目名称	服务产出	价格构成	加收项	扩展项	计价单位	计价说明
55	人工晶状体调位费（复杂）	通过手术方式从玻璃体腔取出人工晶状体并完成复位	所定价格涵盖手术计划、术区准备、切开、穿刺、注入粘弹剂、调整、必要时缝合等步骤所需的人力资源和基本物质资源消耗	01 儿童加收	—	单侧	—
56	玻璃体切除费	通过各种手术方式切除玻璃体	所定价格涵盖手术计划、术区准备、切开、穿刺、灌注、切除、必要时缝合等步骤所需的人力资源和基本物质资源消耗	01 儿童加收	—	单侧	—
57	玻璃体腔填充费	通过在玻璃体腔填充替代物，支撑玻璃体腔	所定价格涵盖气液交换、填充、缝合等步骤所需的人力资源和基本物质资源消耗	01 儿童加收	—	单侧	玻璃体替代物包括但不限于空气、膨胀气体、硅油、重水、人工玻璃体等
58	玻璃体腔填充物取出费	从玻璃体腔中取出已置入的玻璃体替代物	所定价格涵盖气液交换、取出、缝合等步骤所需的人力资源和基本物质资源消耗	01 儿童加收	—	单侧	—
59	小梁切除费（常规）	通过去除小梁网或深层角巩膜组织，建立新的房水引流通道	所定价格涵盖手术计划、术区准备、切开、分离、穿刺、注入、切除、固定等步骤所需的人力资源和基本物质资源消耗	01 儿童加收	—	单侧	—
60	小梁切除费（复杂）	通过去除复杂情况下的小梁网或深层角巩膜组织，建立新的房水引流通道	所定价格涵盖手术计划、术区准备、切开、分离、穿刺、注入、切除、固定等步骤所需的人力资源和基本物质资源消耗	01 儿童加收	—	单侧	复杂情况指术中使用抗代谢药物的难治性青光眼
61	小梁切开费	通过切开房角或小梁网，建立新的房水引流通道	所定价格涵盖手术计划、术区准备、切开、分离、穿刺、注入、固定等步骤所需的人力资源和基本物质资源消耗	01 儿童加收	—	单侧	—

续表

			手术类项目				
序号	项目名称	服务产出	价格构成	加收项	扩展项	计价单位	计价说明
62	非穿透小梁手术费	通过不穿透前房手术，形成巩膜池，建立巩膜内新的房水引流通道	所定价格涵盖手术计划、术区准备、制备、切除、缝合、必要时植入等步骤所需的人力资源和基本物质资源消耗	01儿童加收	—	单侧	—
63	施莱姆氏管成形费	通过扩张或切开施莱姆氏管（Schlemm管）重建房水流出通道	所定价格涵盖手术计划、术区准备、切开、置入、成形、缝合、止血等手术步骤的人力资源和基本物质资源消耗	01儿童加收	—	单侧	—
64	结膜滤过泡修补费	通过手术对结膜滤过泡进行修补、调整或切除	所定价格涵盖手术计划、术区准备、滤过泡处理、缝合、恢复前房等步骤所需的人力资源和基本物质资源消耗	01儿童加收	—	单侧	—
65	房水引流物植入费	通过手术植入引流物，建立新的房水引流通道	所定价格涵盖手术计划、术区准备、切开、注入粘弹剂、植入引流物、调整位置、缝合等步骤所需的人力资源和基本物质资源消耗	01儿童加收	—	单侧	—
66	房水引流物取出费	通过手术取出房水引流物	所定价格涵盖手术计划、术区准备、切开、取出引流物、调整位置、缝合等步骤所需的人力资源和基本物质资源消耗	01儿童加收	—	单侧	—
67	房水引流物调位费	通过手术对位置不佳、功能不全的引流物进行调整，恢复引流功能	所定价格涵盖手术计划、术区准备、切开、注入粘弹剂、调整引流物、缝合等步骤所需的人力资源和基本物质资源消耗	01儿童加收	—	单侧	—
68	视网膜脱离修复费（常规）	通过各种手术方式促使视网膜复位	所定价格涵盖手术计划、术区准备、设备准备、切开、穿刺、玻璃体切除、气液交换、复位、缝合等步骤所需的人力资源和基本物质资源消耗	01儿童加收	—	单侧	不与玻璃体切除费同时收取

续表

			手术类项目				
序号	项目名称	服务产出	价格构成	加收项	扩展项	计价单位	计价说明
69	视网膜脱离修复费（复杂）	通过各种手术方式促使复杂情况下的视网膜脱离复位	所定价格涵盖手术计划、术区准备、设备准备、切开、穿刺、玻璃体切除、气液交换、复位、缝合等步骤所需的人力资源和基本物质资源消耗	01儿童加收	—	单侧	（1）不与玻璃体切除费同时收取。（2）复杂情况指巨大裂孔、黄斑裂孔、取增殖膜/视网膜下膜、剥黄斑前膜情况下的视网膜脱离修复
70	视网膜部分切除费	通过手术方式切除部分视网膜，治疗视网膜相关疾病	所定价格涵盖手术计划、术区准备、设备准备、切开、穿刺、切除视网膜或病灶、缝合等步骤所需的人力资源和基本物质资源消耗	01儿童加收	—	单侧	—
71	视网膜组织移植费	在玻璃体切除的基础上，将视网膜色素上皮细胞等组织植入视网膜下	所定价格涵盖移植组织准备、植入组织、复位、封闭、缝合等步骤所需的人力资源和基本物质资源消耗	01儿童加收	—	单侧	—
72	睫状体脉络膜上腔穿刺费	通过各种方式穿刺睫状体脉络膜上腔，进行抽吸、引流、冲洗或注射等	所定价格涵盖手术计划、术区准备、切开结膜、穿刺、完成相应诊疗操作、缝合、恢复前房等步骤所需的人力资源和基本物质资源消耗	01儿童加收 11视网膜下穿刺费	—	单侧	—
73	脉络膜病损切除费	通过手术方式切除脉络膜病损部分	所定价格涵盖手术计划、术区准备、切开结膜、分离、制作巩膜瓣、切除病损、缝合等步骤所需的人力资源和基本物质资源消耗	01儿童加收	—	单侧	—
74	巩膜部分切除费	通过各种手术方式切除部分巩膜	所定价格涵盖手术计划、术区准备、切开、牵引、切除、缝合等步骤所需的人力资源和基本物质资源消耗	01儿童加收	01巩膜开窗费	单侧	—

续表

			手术类项目				
序号	项目名称	服务产出	价格构成	加收项	扩展项	计价单位	计价说明
75	巩膜加压费	通过各种手术方式对巩膜进行加压，使脱离的视网膜复位	所定价格涵盖手术计划、术区准备、切开、牵引、加压固定、缝合等步骤所需的人力资源和基本物质资源消耗	01 儿童加收	—	单侧	—
76	巩膜加压物取出费	通过各种手术方式取出放置的巩膜加压物	所定价格涵盖手术计划、术区准备、切开、牵引、取出、缝合等步骤所需的人力资源和基本物质资源消耗	01 儿童加收	—	单侧	—
77	巩膜移植费	通过各种手术方式实现患者原位巩膜切除和供体巩膜植入	所定价格涵盖手术计划、术区准备、患者原位巩膜切除、供体巩膜整复、巩膜植入、缝合等手术步骤的人力资源和基本物质资源消耗	01 儿童加收	01 异种组织	单侧	不与"巩膜部分切除费"同时收取
78	虹膜修复费	通过手术恢复虹膜结构	所定价格涵盖手术计划、术区准备、切开结膜、注入粘弹剂、修复虹膜、缝合及必要时植入人工虹膜隔等步骤所需的人力资源和基本物质资源消耗	01 儿童加收	—	单侧	—
79	虹膜切除费	通过手术对虹膜进行全切或部分切除	所定价格涵盖手术计划、术区准备、切开结膜、切除虹膜、恢复前房、缝合等步骤所需的人力资源和基本物质资源消耗	01 儿童加收	—	单侧	—
80	瞳孔成形费	通过手术改变瞳孔形态	所定价格涵盖手术计划、术区准备、切开结膜、注入粘弹剂、调整瞳孔、缝合等步骤所需的人力资源和基本物质资源消耗	01 儿童加收	01 前房成形费	单侧	
81	睑成形费（常规）	通过手术矫正、恢复眼睑功能或结构形态	所定价格涵盖手术计划、术区准备、消毒、切开或穿刺、缝合、必要时悬吊等步骤所需的人力资源和基本物质资源消耗	01 儿童加收	—	单侧	

续表

序号	项目名称	服务产出	价格构成	加收项	扩展项	计价单位	计价说明
			手术类项目				
82	睑成形费（复杂）	通过手术矫正、恢复复杂情况下的眼睑功能或结构形态	所定价格涵盖手术计划、术区准备、消毒、切开或穿刺、缝合、必要时悬吊等步骤所需的人力资源和基本物质资源消耗	01 儿童加收	—	单侧	复杂情况指上睑下垂、睑退缩、睑外翻、倒睫、全眼睑重建
83	内外眦成形费	通过各种方式矫正内眦、外眦畸形	所定价格涵盖手术计划、术区准备、消毒、切开或穿刺、必要时去除部分组织、缝合等步骤所需的人力资源和基本物质资源消耗	01 儿童加收	01 内外眦病损切除费 02 内外眦韧带修复费	单侧	—
84	睑球粘连分离费	通过手术分离睑球粘连，改善眼球运动	所定价格涵盖手术计划、术区准备、消毒、分离、缝合等步骤所需的人力资源和基本物质资源消耗	01 儿童加收 11 睑缘粘连分离费减收	—	单侧	—
85	结膜囊成形费	通过手术恢复结膜囊功能或结构	所定价格涵盖手术计划、术区准备、切开、分离、成形、缝合及必要时生物组织材料移植等步骤所需的人力资源和基本物质资源消耗	01 儿童加收 11 结膜部分切除费减收	—	单侧	—
86	眼睑裂伤缝合费（常规）	通过手术对不累及睑缘和睑板的眼睑裂伤进行缝合	所定价格涵盖手术计划、术区准备、消毒、清创、缝合等步骤所需的人力资源和基本物质资源消耗	01 儿童加收	—	单睑	—
87	眼睑裂伤缝合费（复杂）	通过手术对复杂情况下的眼睑裂伤进行缝合	所定价格涵盖手术计划、术区准备、消毒、清创、缝合等步骤所需的人力资源和基本物质资源消耗	01 儿童加收	—	单睑	复杂情况指累及睑缘或睑板的眼睑多发裂伤
88	眼睑病变切除费	通过手术去除眼睑肿物等病变	所定价格涵盖手术计划、术区准备、消毒、切除、缝合等步骤所需的人力资源和基本物质资源消耗	01 儿童加收	—	单睑	—

续表

手术类项目							
序号	项目名称	服务产出	价格构成	加收项	扩展项	计价单位	计价说明
89	眼表重建费	通过手术修复或重建受损的眼表结构	所定价格涵盖手术计划、术区准备、消毒、切除、缝合等步骤所需的人力资源和基本物质资源消耗	01 儿童加收	—	单侧	—
90	羊膜置入费	通过手术置入羊膜组织来修复或重建受损的眼表结构	所定价格涵盖手术计划、术区准备、消毒、置入、缝合等步骤所需的人力资源和基本物质资源消耗	01 儿童加收	—	单侧	—
91	角膜层间冲洗费	通过各种方式对角膜层间进行冲洗	所定价格涵盖消毒、贴膜、穿刺、冲洗等步骤所需的人力资源和基本物质资源消耗	01 儿童加收	—	单侧	—
92	浅层角膜损伤修复费	通过各种方式修复浅层角膜损伤	所定价格涵盖手术计划、术区准备、消毒、修复、涂药等步骤所需的人力资源和基本物质资源消耗	01 儿童加收	—	单侧	—
93	角膜部分切除费	通过手术切除部分角膜	所定价格涵盖手术计划、术区准备、切除、缝合及必要时生物组织材料移植等步骤所需的人力资源和基本物质资源消耗	01 儿童加收	—	单侧	—
94	角膜切削费	通过手术对角膜进行切削	所定价格涵盖手术计划、术区准备、切削、复位等步骤所需的人力资源和基本物质资源消耗	01 儿童加收	—	单侧	—
95	角膜基质透镜取出费	通过手术制作角膜基质透镜并取出	所定价格涵盖手术计划、术区准备、制作角膜基质透镜、取出等步骤所需的人力资源和基本物质资源消耗	01 儿童加收	—	单侧	—
96	角膜磨镶费	通过手术对角膜进行磨镶	所定价格涵盖手术计划、术区准备、制作角膜瓣、切削、冲洗、复位等步骤所需的人力资源和基本物质资源消耗	01 儿童加收	—	单侧	—

续表

	手术类项目						
序号	项目名称	服务产出	价格构成	加收项	扩展项	计价单位	计价说明
97	自体角膜转位费	通过手术改变角膜位置	所定价格涵盖手术计划、术区准备、切割、旋转、缝合、形成前房等步骤所需的人力资源和基本物质资源消耗	01 儿童加收	—	单侧	—
98	角膜加固费	通过交联反应等各种方式，增加角膜强度、韧度和硬度	所定价格涵盖手术计划、术区准备、去角膜上皮、浸泡、能量照射等步骤所需的人力资源和基本物质资源消耗	01 儿童加收	—	单侧	—
99	角膜深层异物取出费	利用各种方式，取出深层角膜异物	所定价格涵盖手术计划、术区准备、消毒、切开角膜、取出异物、缝合等步骤所需的人力资源和基本物质资源消耗	01 儿童加收	—	单侧	—
100	睫状体断离复位费	通过手术对断离或脱离的睫状体进行复位	所定价格涵盖手术计划、术区准备、切开、断离修复、缝合等步骤所需的人力资源和基本物质资源消耗	01 儿童加收	—	单侧	—
101	睫状体部分切除费	通过手术切除部分睫状体	所定价格涵盖手术计划、术区准备、切开、切除、缝合等步骤所需的人力资源和基本物质资源消耗	01 儿童加收	—	单侧	—
102	眶壁修复费	通过手术修复损伤的眼眶或眶壁	所定价格涵盖手术计划、术区准备、消毒、切开、分离、去除受损组织、复位、固定、缝合及必要时植入修复材料等步骤所需的人力资源和基本物质资源消耗	01 儿童加收 11 两眶壁及以上加收	—	单侧	—
103	眶隔修复费	通过手术修复或调整眶隔脂肪或纤维组织	所定价格涵盖手术计划、术区准备、消毒、切开、修复、缝合等步骤所需的人力资源和基本物质资源消耗	01 儿童加收	—	单侧	—

续表

	手术类项目						
序号	项目名称	服务产出	价格构成	加收项	扩展项	计价单位	计价说明
104	眼内容物摘除费	通过手术去除所有眼内容物	所定价格涵盖手术计划、术区准备、切开、分离、去除全部眼内容物、处理眼窝、缝合等步骤所需的人力资源和基本物质资源消耗	01 儿童加收	—	单侧	—
105	眼球摘除费	通过手术摘除整个眼球	所定价格涵盖手术计划、术区准备、切开、分离、摘除眼球、处理眼窝、缝合等步骤所需的人力资源和基本物质资源消耗	01 儿童加收 11 眶内容物摘除	—	单侧	不与"眼窝再造费"同时收费
106	眶内病变摘除费（常规）	通过手术方式摘除眶内肿物等病变	所定价格涵盖手术计划、术区准备、消毒、切开、分离、摘除、缝合等步骤所需的人力资源和基本物质资源消耗	01 儿童加收	—	单侧	—
107	眶内病变摘除费（复杂）	通过手术方式实现复杂情况下的眶内肿物等病变摘除	所定价格涵盖手术计划、术区准备、消毒、切开眶壁、分离、摘除、修补充填、再造成形、缝合等步骤所需的人力资源和基本物质资源消耗	01 儿童加收	—	单侧	复杂情况指眼球赤道后病变的摘除
108	眼眶减压费	通过各种手术方式调整眶部组织，减轻压力	所定价格涵盖手术计划、术区准备、消毒、切开、分离、减压、修补充填、再造成形、缝合等步骤所需的人力资源和基本物质资源消耗	01 儿童加收 11 两眶壁及以上加收	—	单侧	—
109	眶内异物取出费	通过各种手术方式取出眼球与眼眶之间的异物	所定价格涵盖手术计划、术区准备、消毒、切开、分离、取出异物、缝合等步骤所需的人力资源和基本物质资源消耗	01 儿童加收	—	单侧	—
110	球内异物取出费	通过各种手术方式取出眼球内异物	所定价格涵盖手术计划、术区准备、消毒、定位、切开、取出异物、缝合等步骤所需的人力资源和基本物质资源消耗	01 儿童加收	—	单侧	—

续表

手术类项目							
序号	项目名称	服务产出	价格构成	加收项	扩展项	计价单位	计价说明
111	眼窝填充费	通过各种手术方式填充义眼台等，恢复塌陷的眼窝	所定价格涵盖手术计划、术区准备、切开、填充、缝合等步骤所需的人力资源和基本物质资源消耗	01儿童加收	—	单侧	—
112	眼窝再造费	通过各种手术方式重建眼窝的生理结构及形态	所定价格涵盖手术计划、术区准备、消毒、切开、分离、骨质重建、软组织修复、缝合等步骤所需的人力资源和基本物质资源消耗	01儿童加收	—	单侧	不与"眼球摘除费"同时收取
113	泪道成形费	通过各种手术方式改善或重建泪道结构	所定价格涵盖手术计划、术区准备、消毒、切开、扩张、疏通、重建、缝合以及必要时放置植入物等步骤所需的人力资源和基本物质资源消耗	01儿童加收 11泪小点外翻矫正术减收	—	单侧	—
114	泪道病变切除费	通过各种手术方式切除泪道病变或部分泪道	所定价格涵盖手术计划、术区准备、消毒、切开、分离、切除、缝合等步骤所需的人力资源和基本物质资源消耗	01儿童加收	01泪囊摘除费	单侧	—
115	泪腺脱垂复位费	通过各种手术方式复位脱垂的泪腺	所定价格涵盖手术计划、术区准备、消毒、切开、固定缝合等步骤所需的人力资源和基本物质资源消耗	01儿童加收	—	单侧	—
116	眼球裂伤缝合费	通过各种手术方式修复眼球裂伤	所定价格涵盖手术计划、术区准备、探查、清创、缝合等步骤所需的人力资源和基本物质资源消耗	01儿童加收 11裂伤累及视网膜加收	—	单侧	—
117	眼外肌调整矫治费	通过各种手术方式调整眼外肌位置或张力	所定价格涵盖手术计划、术区准备、消毒、切开、分离、调整、缝合等步骤所需的人力资源和基本物质资源消耗	01儿童加收	—	每条肌肉	—

续表

手术类项目							
序号	项目名称	服务产出	价格构成	加收项	扩展项	计价单位	计价说明
118	义眼台修复费	通过各种手术方式修复义眼台	所定价格涵盖手术计划、术区准备、切开、分离、修整、固定、缝合等步骤所需的人力资源和基本物质资源消耗	01 儿童加收	—	单侧	—
119	眶内感染清创/引流费	通过各种手术方式清除眶内感染性病变	所定价格涵盖手术计划、术区准备、切开、清创、引流、缝合等步骤所需的人力资源和基本物质资源消耗	01 儿童加收	—	单侧	—
120	球结膜切开冲洗费	通过各种手术方式切开并冲洗球结膜，清除有害物质或改善血运	所定价格涵盖手术计划、术区准备、切开、冲洗、必要时缝合等步骤所需的人力资源和基本物质资源消耗	01 儿童加收	—	单侧	—
121	眼袋整形费	通过各种手术方式去除眼睑脂肪、皮肤、肌肉	所定价格涵盖手术计划、术区准备、消毒、切开或穿刺、必要时去除部分组织、缝合等步骤所需的人力资源和基本物质资源消耗	—	—	单睑	美容整形常用项目
122	重睑成形费	通过各种手术方式实现重睑成形	所定价格涵盖手术计划、术区准备、消毒、切开或穿刺、必要时去除部分组织、缝合等步骤所需的人力资源和基本物质资源消耗	—	—	单睑	美容整形常用项目
123	眶距矫正费	通过各种手术方式矫正眶距	所定价格涵盖手术计划、术区准备、消毒、切开、截骨/植骨、固定、缝合等步骤所需的人力资源和基本物质资源消耗	—	—	单侧	美容整形常用项目
124	隆眉弓手术费	通过各种手术方式增加眉弓高度和立体感，改善面部轮廓	所定价格涵盖手术计划、术区准备、切开、冲洗、缝合等步骤所需的人力资源和基本物质资源消耗	—	—	单侧	美容整形常用项目

续表

手术类项目							
序号	项目名称	服务产出	价格构成	加收项	扩展项	计价单位	计价说明
125	眉矫正手术费	通过各种手术方式调整眉毛位置并改善其形态	所定价格涵盖手术计划、术区准备、切开、冲洗、缝合等步骤所需的人力资源和基本物质资源消耗	—	—	单侧	美容整形常用项目

解释说明：
1. 本指南以眼科为重点，按照眼科相关主要环节的服务产出设立医疗服务价格项目。
2. 根据《深化医疗服务价格改革试点方案》（医保发〔2021〕41号）"厘清价格项目与临床诊疗技术规范、医疗机构成本要素、不同应用场景加收标准等的政策边界""分类整合现行价格项目，……实现价格项目与操作步骤、诊疗部位等技术细节脱钩，增强现行价格项目对医疗技术和医疗活动改良创新的兼容性"要求，服务产出相同的一类项目，尽管其在操作层面存在差异，但在价格项目和定价水平层面具备"合并同类项"的条件，本指南对其进行了合并。地方医保部门制定眼科医疗服务项目价格时，要体现技术劳务价值，使收费水平覆盖绝大部分的差异化操作；本指南所定价格属于政府指导价，为最高限价，下浮不限；同时，医疗机构、医务人员的相关创新改良，可以采取"现有项目兼容"的方式简化处理，无须申报新增医疗服务价格项目，直接按照对应的整合项目执行即可。
3. 本指南所称的"价格构成"，指项目价格应涵盖的各类资源消耗，用于确定计价单元的边界，是各级医疗保障部门制定调整项目价格应考虑的测算因子，不应作为临床技术标准理解，不是实际操作方式、路径、步骤、程序的强制性要求，价格构成中包含，但个别临床实践中非必要、未发生的，无须强制要求公立医疗机构减计费用。本指南所列"设备投入"包括但不限于操作设备、器械及固定资产投入。
4. 本指南所称的"加收项"，指同一项目以不同方式提供或在不同场景应用时，确有必要制定差异化收费标准而细分的一类子项，包括在原项目价格基础上增加或减少收费的情况，具体的加/减收标准（加/减收率或加/减收金额）由各地依权限制定。实际应用中，同时涉及多个加收项的，以项目单价为基础计算各项的加/减收水平后，求和得出加/减收金额。
5. 本指南所称的"扩展项"，指同一项目下以不同方式提供或在不同场景应用时，只扩展价格项目适用范围，不额外加价的一类子项，子项的价格按主项目执行。
6. 本指南所称的"基本物质资源消耗"原则上限于不应或不必要与医疗服务项目分割的易耗品，包括但不限于各类消杀灭菌用品、储存用品、清洁用品、个人防护用品、垃圾处理用品、滑石粉、标签、防渗漏垫、中单、护（尿）垫、棉球、棉签、纱布（垫）、治疗护理盘（包）、治疗巾（单）、手术巾（单）、手术包、泪道冲洗针头、普通注射器、可复用的操作器具、冲洗工具、医用视力表、滤纸条/试纸条、耦合剂、脱落细胞采集膜、刮刀、巩膜加压材料、影像存储介质、报告打印耗材、软件（版权、开发、购买）成本等。基本物耗成本计入项目价格，不另行收费。除基本物耗以外的其他耗材，按照实际采购价格零差率销售。
7. 涉及"复杂"等内涵未尽的表述，除本指南中已明确的情形外，医院在实践中按照"复杂"情形计费的，应以国家级技术规范、临床指南或专家共识中明确定性的为前提，下同。
8. 本指南"价格构成"中所称的"穿刺"为主项操作涉及的必要穿刺步骤。
9. 本指南中涉及"包括……""……等"的，属于开放性表述，所指对象不局限于表述中列明的事项，也包括未列明的同类事项。
10. 本指南中的手术项目若需病理取样，地方定价时应考虑在原项目的价格构成中包含标本的留取和送检。
11. 本指南中的未尽事项，可在辅助操作类立项指南中单独列示，各地医保部门可暂按现行价格项目收费。
12. 本指南中的医疗服务价格项目可应用人工智能辅助进行的，可直接按主项目收费，不同时收费。
13. 除本指南中单独说明可按检查方式叠加收费的价格项目外，其他价格项目在单次诊疗过程中仅能收费1次。

附件二　校勘说明

本书在引用《眼科类医疗服务价格项目立项指南（试行）》、广东省医疗服务价格项目目录时，已对照现行官方文件进行逐条核对，并已按《通用规范汉字表》、《现代汉语词典》（第 7 版）、《标点符号用法》（GB/T 15834—2011）等对其中的文字、标点进行技术性处理。所有校勘内容仅涉及文字表述规范，不影响文件实质内容，读者引用时请以最新官方文件为准。以下为本书校勘的项目名称。

引用文件	序号/项目编码	原项目名称	校勘后项目名称	涉及映射
《立项指南》	37	结膜磨擦挤压费	结膜摩擦挤压费	三十七、"结膜摩擦挤压费"映射
医疗服务价格项目[①]	310300020-2	色觉检查 – FM-100 Hue 测试盒法	色觉检查 – FM-100 hue 测试盒法	七、"色觉检查费"映射
	310300041-1	角膜内皮镜检查加收（录象记录）	角膜内皮镜检查加收（录像记录）	十六、"眼活体细胞检查费"映射
	310300031	青光眼视网膜神经纤维层计算机图象分析	青光眼视网膜神经纤维层计算机图像分析	二十、"眼部照相费"映射
	310300026-1	眼象差检查 – 手工法	眼像差检查 – 手工法	二十六、"眼像差检查费"映射
	310300026-2	眼象差检查 – 仪器法	眼像差检查 – 仪器法	
	310300064	光学相干断层成相	光学相干断层成像	三十三、"眼部相干光断层扫描费"映射
	310300092	沙眼磨擦压挤术	沙眼摩擦压挤术	三十七、"结膜摩擦挤压费"映射
	330405011-2/1	前房积血清除术（使用特殊仪器加收（前房角镜等））	前房积血清除术使用特殊仪器加收（前房角镜等）	四十二、"眼内穿刺费"映射
	310300099	后象治疗	后像治疗	四十四、"视功能训练费"映射
	330402012S	泪道植管（支架植入）术	泪道置管（支架置入）术	四十六、"人工泪道置管费"映射
	330405011-3/1	房角粘连分离术（使用特殊仪器加收（前房角镜等））	房角粘连分离术使用特殊仪器加收（前房角镜等）	七十八、"虹膜修复费"映射

续表

引用文件	序号/项目编码	原项目名称	校勘后项目名称	涉及映射
医疗服务价格项目	330403001-1	自体粘膜移植术及结膜移植术	自体黏膜移植术及结膜移植术	八十四、"睑球粘连分离费"映射；八十五、"结膜囊成形费"映射；八十九、"眼表重建费"映射
	330403005	球结膜瓣复盖术	球结膜瓣覆盖术	八十五、"结膜囊成形费"映射；八十九、"眼表重建费"映射
	330401019S-2	眼睑原位重建加收（唇粘膜移植）	眼睑原位重建加收（唇黏膜移植）	八十九、"眼表重建费"映射
	330403009S	全眼表生物膜复固定术	全眼表生物膜固定术	九十、"羊膜置入费"映射
	330408001-1	共同性斜视矫正术加收（超过一条肌肉）	共同性斜视矫正术加收（超过1条肌肉）	一百一十七、"眼外肌调整矫治费"映射
	330408002-1	非共同性斜视矫正术加收（超过一条肌肉）	非共同性斜视矫正术加收（超过1条肌肉）	

① 即《广东省基本医疗服务价格项目目录（2021年版）》。